CW00523457

SECRETOS PARA ADELGAZAR PERMANENTEMENTE

Cómo Acelerar tu Metabolismo y Reducir la
Grasa Corporal de Manera Definitiva, sin que
Regresen los Kilos de Nuevo

KEITH DOLTON

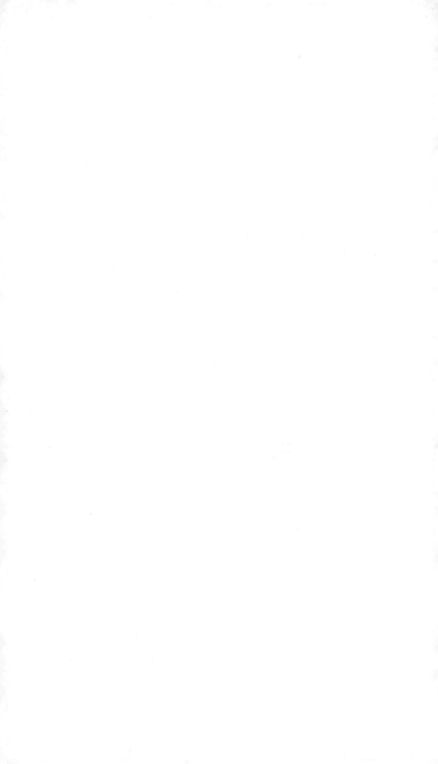

Índice

Introducción

Durante mucho tiempo se utilizó el termino *Bingeing*, que suele traducirse al español como "emborracharse", que en otras palabras se refiere a beber en exceso. Conforme el paso del tiempo, el término se ha ampliado para referirse a "comer demasiado". Esta práctica a diferencia de tomar en exceso, a la vista de muchos parece ser tan inofensivo como darse el gusto de un antojo de vez en cuando. Mientras que, para otros significa una parcial o total pérdida de control sobre la alimentación. El *Bingeing* es un hábito que puede perjudicar el cuerpo humano, por lo que debe ser tomado en serio. Y pesar de eso, se desconoce tanto sobre ella. ¿Existen enfermedades necesariamente por el *Bingeing*? ¿Es una enfermedad crónica? ¿Se puede curar? ¿Es síntoma de algo mucho peor? ¿Cómo se puede diferenciar un antojo de un verdadero exceso en la ingesta de alimentos? ¿Qué predispone a las personas a adquirir este hábito? Estas son interrogantes que no se pueden quedar sin respuesta.

Durante el siglo XIX el término era usado para referirse a 'un periodo de obstinada bebida', definición aún vigente en el Oxford English Dictionary. Otras definiciones usadas con el paso de los años incluyen 'indulgencia' o 'comer demasiado'.

Según la 11ª edición del *Meriam Webster's Collegiate Dictionary*, el *Bingeing* es básicamente una indulgencia irrestricta. Es una indulgencia que puede estar presente tanto en hombres como en mujeres. En algunos casos, comienza como un exceso ocasional, por algunos periodos de tiempo y no tiene ningún tipo de reacción adversa a largo plazo. Mientras que para otros, se va desarrollando en un padecimiento que tiene efectos negativos en varios ámbitos de su vida. Usualmente las personas no pueden distinguir entre un exceso ocasional y un exceso crónico debido a su similitud, aunado a la escasa información que se tiene sobre este comportamiento.

Es por esa confusión que se han dedicado investigaciones enteras relacionadas con las experiencias de quienes se alimentan compulsivamente. Como resultado se encontraron dos características comunes: el tamaño de la porción de comida es percibida como excesiva incluso por la persona en cuestión y, toda persona con este hábito parecía perder el control durante el tiempo que durara la indulgencia. En primera instancia, para poder identificar un periodo de *binge* se debe revisar que la porción consumida sea evidentemente mayor en cantidad a diferencia de lo que otras personas consumen en circunstancias similares.

La mejor manera de conocer sobre el *binge-eating* (o del comer compulsivamente) es monitorear casos específicos. Como el caso de la chica que seleccionaba cualquier comida al azar para llegar a tragarla nada más, sin masticar.

Posteriormente, ella comenzaba a sentirse culpable y asustada por su consumo mientras su estómago comenzaba a dolerle, pero a pesar de ello no paraba de comer. Ella podía notar un aumento de su temperatura y de cómo era capaz de detenerse solamente si se encontraba enferma. Gracias al conocimiento de casos como estos ha sido posible determinar algunas de las características más notorias de este padecimiento.

Sensaciones: Durante un periodo de *binge*, al inicio la sensación y sabor de la comida se sienten muy intensas y placenteras, por lo que al principio de cada episodio siempre es descrito como una bendición. Sin embargo, estas sensaciones placenteras no duran mucho y pronto son reemplazadas por sentimientos de culpa, vergüenza y disgusto conforme se continúa consumiendo incontrolablemente. Esta sensación de repulsión es común entre los que comen compulsivamente, pero no es suficiente para que dejen de hacerlo.

Velocidad del consumo*:* Para los *bingers* comer lento no suele ser una opción debido que para ellos comer es un proceso acelerado. Al comer es como si entraran en un tipo de piloto automático, llenando sus bocas incluso sin llegar a masticar y solo tragar el alimento. Algunos se ayudan a tragar con bebidas, en especial sodas, y esta es otra de las principales razones por las que se sienten llenos de inmediato. Para las personas con desórdenes alimenticios como la bulimia, beber muchos líquidos durante la ingesta de alimentos puede inducir el vómito fácilmente.

Agitación: Los *bingers* tienden a deambular por su entorno hasta que encuentran algo para comer. Es un acto desesperado.

El deseo anticipado por la comida ha sido descrito como muy intenso por algunas personas, como una fuerza que los obliga a comer, y esta es la razón principal para considerar el *binge* como una alimentación compulsiva. Sin embargo, no es lo único que esta desesperación ha provocado, en algunos casos los ha llevado a tomar comida que no les pertenece. Por ejemplo, en el supermercado suelen ingerir los alimentos mucho antes de realizar el pago o en casos muy extremos incluso han tomado alimentos desechados por alguien más con el único objetivo de satisfacer su deseo. Y de nuevo, llegan los sentimientos de disgusto, culpa, vergüenza, degradación, entre otros.

Imaginemos el siguiente escenario. Usted comienza con un tazón de cereal en el desayuno, el cual se termina tan rápido como puede y después se dispone a servirse dos o tres porciones más. Hasta este punto puede decirse que ya no tiene autocontrol, y probablemente ya se encuentra en la primera fase de *Bingeing*. Posteriormente, comienza a sentirse tenso durante la búsqueda de más alimentos por consumir. Lo que sea será bueno. Sabiendo que es una acción desagradable, procede buscando en los desperdicios y para su "suerte" ha encontrado orillas de la pizza de anoche. Las devora sin pensarlo. En otras ocasiones no tendrá tanta "suerte", por lo que decidirá ir a la tienda más cercana para comprar algo que satisfaga su necesidad. Y si, ¿no se tiene dinero suficiente para comprar toda la comida que desea? Algunos *bingers*, pueden llegar a sentir tal desesperación que recurren al robo, lo que es un delito.

Un estado similar al trance: Algunas personan describen el *binge* como estar pasando por un trance, casi como si su mente no tuviera controla alguno de sus movimientos.

Si has experimentado algo parecido seguramente sabrás a lo que me refiero cuando digo que no parece ser usted quien está a cargo de su consumo compulsivo de alimentos.

Uno de los remedios más sencillos para desviar su deseo de comer, es escuchar música muy alta o leer un libro, esto puede ayudar a prevenir de caer en su alimentación compulsiva.

Imaginemos el siguiente escenario: usted despierta con ese deseo de comer. Es probable que el día anterior alguien o algo lo hayan hecho enojar o simplemente siente mucha ansiedad y comienza a notar la necesidad compulsiva de comer algo. Lo que lleva a su cuerpo a sentir un sudor frio o que elevar su temperatura, y posteriormente su mente se pone en blanco.

Ahora que se ha dirigido hacia la gaveta de comida, asustada de comenzar a pensar y sentirse culpable si come demasiado despacio.

Después de tomar sus alimentos, se levanta y camina. Enciende la televisión, o ve videos en su celular, lo que sea que le permita distraerse lo suficiente para no pensar en lo que está haciendo, porque una vez que se haga consciente de que ha comenzado a comer por compulsión, los sentimientos de culpa se hacen presentes junto con el recordatorio de su mal hábito. ¿Te suena familiar?

Secrecía: Debido a la pena que provoca este mal hábito, el *binge* sucede en secreto. Impulsados por la pena que sienten algunas personas deciden esconder su hábito por el tiempo que más puedan, pueden ser semanas, meses o incluso años. Uno de los trucos más comunes para disimularlo es aprovechar toda oportunidad que tengan para comer en presencia de otros.

Por ejemplo, comer porciones regulares durante la cena familia o en una fiesta con sus amigos para después volver y comer más. Otra estrategia es esconder alimento en su dormitorio para que pueda disfrutar sin ninguna culpa o preocupación por ser descubierto. O comer algunos alimentos en esos espacios entre su camino al trabajo o del trabajo a su casa.

Ser tan bueno en esconder un hábito tan malo simplemente reduce las posibilidades de recibir ayuda porque incluso aunque sea consiente del disgusto y la pena que este hábito produce, no dejará de hacerlo, porque honestamente, no conoce otras maneras más saludables de lidiar con el estrés.

Pérdida de control: Esto ha sido mencionado anteriormente, la pérdida de control es una de las características principales del *Bingeing*. Es justo lo que marca la diferente entre los atracones infrecuentes a la alimentación compulsiva. La pérdida de control varía de persona en persona.

Ahora sí, hablemos sobre la pérdida de control. Algunos han dado su testimonio sobre cómo perciben la pérdida de control incluso antes de comenzar a ingerir alimentos; mientras que otros la sienten en aumento mientras comen. En otros casos inicia inmediatamente al dar cuenta de lo mucho que ha comido. Un dato interesante sobre la pérdida de control es que algunas personas aseguran que disminuye con el paso del tiempo, pero realmente lo que cambia en su percepción debido a que han normalizado su carácter crónico de su condición.

Simplemente se han dejado de resistir a la necesidad compulsiva de comer. Debido a que perciben su problema como inevitable, algunas personas optan por planear su futuro conforme a su hábito y aleja cualquier interés por solucionar el problema. Aunque, también tiene su lado positivo puesto que planear les otorga cierto control sobre los episodios de *Bingeing* y sobre su disponibilidad de alimentos, ahorrándoles también maneras vergonzosas de satisfacer su deseo. Si está considerando esta vía como la solución para controlar este hábito, en realidad no lo es en absoluto.

Es fácil pensar que se tiene el control porque es capaz de planear sus episodios compulsivos. Pero si realmente estuviera en control, ¿acaso no sería capaz de abandonar la compulsión? únicamente si se puede prevenir incurrir en episodio de *Bingeing* se habrá tomado el control. Aunado a eso, muchas personas comen hasta sentirse físicamente exhaustos o enfermos debido a la incapacidad de detenerse.

Incluso hay quien se engaña diciendo que se toma descansos, como el tiempo que usa para trabajar o al recibir visitas, pero siendo francos ¿no reanuda el hábito una vez que esa distracción ha pasado?

¿Por qué ocurre el binge?

ANTE UNA CRISIS EMOCIONAL, una de los efectos físicos para una persona puede ser el aumento de peso. Estas crisis pueden ser causadas por alguna pérdida importante, un mal periodo laboral o lazos de amistad rotos. Sin embargo, una de las razones más comunes por la cual las personas se convierten en *bingers* es el término de una relación romántica. Gracias a todos los testimonios de personas que llegan a desarrollar ese hábito, además de que es probable que nos encontremos reflejados a nosotros mismos en una situación similar.

La depresión puede ser desencadenada por un desbalance químico en el cerebro o como resultado directo de una situación traumática en la vida de alguien, es un padecimiento que resulta ser perjudicial para nuestra salud emocional, así como en nuestra salud física. Asimismo, la depresión suele ser uno de las razones principales de la ingesta emocional.

Entre los muchos síntomas de la depresión, podemos encontrar la falta de energía y la pérdida de interés en ciertas actividades que antes se disfrutaban lo que lleva a un incremento en el peso simplemente porque se deja toda actividad física y no se desea salir de la cama en todo el día, así que lo kilos comienzan a aumentar. Es durante este posible escenario en el cual las personas comienzan a comer guiados por sus emociones.

Otra razón por la cual la depresión es un factor que contribuye al aumento del peso es debido a que la fuerza de voluntad se debilita y, como consecuencias, la predisposición por la comida chatarra puede aumentar. Esa voz interna que antes le decía que ir a Burger King todos los días es mala idea, ha sido reemplazada por aquella voz que lo convencerá de que ir a Burger King todos los días es algo positivo para su cuerpo. Si se mantiene durante mucho tiempo con esta creencia, será muy difícil cambiarla. Podría llegar a un punto sin retorno, en donde un estilo de vida saludable sea algo bastante lejano y casi imposible.

. . .

¿A quién no le gusta tomar el control de su propia vida? A todos nos gusta sentir que somos los dirigentes de nuestras propias, así que la sensación de no encontrarse a cargo también puede ser una causa la alimentación compulsiva. Esto suele ser común cuando una relación romántica termina, darnos cuenta de la dependencia de nuestra felicidad en otra persona puede ser algo bastante frustrante. Entonces, cuando algo fuera de nuestro control sucede y es algo que consideramos trágico, simplemente entramos en pánico. Lo que nos lleva a pensar que el *Bingeing* nos regresa algo de control en nuestra vida.

En el caso de que quieras perder esos kilos extras y tener una vida más saludable, lo mejor que puedes hacer es informarte por medio de blogs, artículos o foros con otras personas con el mismo interés o experiencia en el tema, esto con el propósito de fijar metas con pasos específicos para lograrlas. Si te gustaría retomar el control de tu vida, simplemente necesitas mucha determinación y las herramientas correctas para sanar y superar eso que te aflige.

Cada caso es distinto, por lo que determinar las causas específicas de la ingesta emocional resulta algo complicado. Sin embargo, se han podido determinar algunas de las causas más comunes. Conocer estas causas es un paso importante en el ciclo de sanación. A continuación, enlistamos algunos causantes de la ingesta desmedida de alimentos:

1. Aburrimiento: la impaciencia puede dirigir al aburrimiento, y la solución más fácil para algunos es comiendo algo. El problema con comer para olvidar el aburrimiento es que simplemente no contabilizamos lo mucho que consumimos. Simplemente lo hacemos sin que nuestra mente registre lo que estamos consumiendo.

2. Soledad: usualmente las personas que se sienten solas, especialmente después de una separación amorosa, deciden "ahogar sus penas" con la comida. Incluso consentirnos con algunos alimentos nos ayuda a sentirnos mejor, pero solo por un pequeño periodo de tiempo. Realmente no es tan malo, pero puede llegar a ser dañino si lo que deseamos es un balance en nuestro cuerpo.

3. Estrés: Este factor en particular podría ser algo que se mantiene en todos los casos del *Bingeing*. La presión nos orilla hacia una especie de turbulencia interna, lo que nos hace buscar manera de relajarnos y ahí aparece la comida. Realmente no es la solución a nuestros problemas que nos causan tanto estrés, pero optamos por esa opción de todos modos.

4. Cansancio: Si, sabemos que la fatiga realmente no es un sentimiento. Aun así, la comida suele ser una solución rápida para cargar energías y mantenernos despiertos si lo

necesitamos, en especial para el trabajo o un proyecto escolar importante. La comida es una rápida solución a la fatiga pero no una prolongada, no aliviara la fatiga a largo plazo.

Existen mucho más motivos aunque menos conocidos por causar la ingesta emocional. Una vez que hayas reconocido los tuyos, es momento para comenzar a tratarlos, uno por uno. Créeme, es posible.

¿Son iguales todos los atracones?

Los atracones varían considerablemente, no solo de persona en persona, sino también en un mismo individuo. En una persona con *BED* es normal que comente que sufre más de un tipo de ingesta compulsiva, incluso aunque algunas de ellas no se ajustan a la definición técnica de ingesta compulsiva. Se conocen casos en donde las personas admiten haber tenido los tres tipos de ingesta.

- **Ingesta compulsiva completa.** Se come desenfrenadamente, muy deprisa y sin disfrutar, al margen del placer inicial del sabor, que de todos modos queda manchado por la culpa. Esta ingesta puede ocurrir en un solo lugar o en varios, como en la cocina, en la habitación, etc. La persona come hasta que físicamente ya no puede más. Algunas personas consumen laxantes –durante la ingesta y después-, lo que intensifica la sensación de pánico y culpa. Al terminar la ingesta, es probable que los sentimientos de culpa se encuentren entumecidos, posteriormente se sienten más fuertes que nunca.

- **Ingesta compulsiva incompleta.** Este suele ocurrir en la noche y es bastante similar a los atracones completos con la diferencia que se come en mismo lugar, sin disfrutar, pero sin mucho miedo. Es casi una reacción automática, a menudo ante determinada situación. Esta situación puede ser algo que le cause mucho estrés a la persona, por lo que no pueden controlar el impulso de comer.

- **Ingesta compulsiva lenta.** Usualmente sucede en un lugar donde la persona se sienta seguro, en la casa a solas, por ejemplo. Incluso se puede ser capaz de preverlo. La persona puede luchar con todas sus fuerzas, pero al final sede antes la sensación y le invade una sensación casi desagradable. Puede haber una liberación de la tensión porque ya no tiene por qué contenerse, ya no le preocupa más. Este tipo de atracos pueden ser mucho más disfrutables, al menos al inicio. Optan por comida que les gusta y que normalmente no se permiten o solo en cantidades limitadas. Puede tomarse el tiempo de preparar la ingesta. Durante este tiempo podría tener un momento de lucidez en donde lo invada la idea de lo tonto que ha sido y del peso que puede aumentar, entonces la sensación de culpa se siente muy fuerte, pero no hay marcha atrás, se siente atrapado por la compulsión de continuar.

De manera inmediata, al terminar con el *Bingeing* se puede sentir mucho enojo y miedo de manera simultánea. Pero el miedo puede dominar. Especialmente cuando piensan en el peso que van ganar. El enojo va dirigido más hacia sí mismo, por haber permitido que vuelva a suceder. Comer compulsivamente hace que la persona se odie a sí mismo.

Se sienten impotentes e incapaces de hacer algo por su condición. Esto los lleva a medidas extremas como tomar laxantes, o provocarse el vómito lo que estaría convirtiendo el padecimiento a bulimia nerviosa. Algo sumamente grave.

. . .

Después de comer compulsivamente, la mayoría de las personas asume y acepta lo que acaba de hacer como una debilidad o se deja invadir por sentimientos de culpa. Tal vez decida compensarlo comiendo menos o haciendo gran cantidad de ejercicio, pero probablemente su auto recriminación y su conducta compensatoria se acaben ahí.

Incluso las consecuencias de la ingesta pueden variar de individuo a individuo. Algunas personas aseguran experimentar sentimiento inmediatos de culpa, pero efímeros.

Por ejemplo, puede inundarlos una sensación de alivio respecto a la privación psicológica y fisiológica que lo precedió. Aquellos sentimientos de ansiedad y depresión que desencadenaron el episodio de *Bingeing* pueden haberse desvanecido. Sin embargo, pronto los efectos positivos son sustituidos por sentimientos de culpa, vergüenza y malestar. Se instala el autocastigo y los invade la sensación de perder el control respecto a sus hábitos alimenticios. La ansiedad también es una sensación común debido a la preocupación por el aumento de peso. Estos sentimientos negativos se intensifican en virtud de los efectos físicos provocados por la ingesta compulsiva: son comunes el insomnio y la distensión abdominal. El temor a aumentar de peso puede llegar a ser tan fuerte que orilla a algunas personas a adoptar medidas compensatorias extremas que, irónicamente, pueden desencadenar posteriores episodios de ingesta compulsiva.

Cuando ya no se consume comida únicamente para satisfacer el apetito sino que en su lugar satisface las emociones, nos encontramos lidiando con el incremento riesgoso de una enfermedad del corazón, signo de ansiedad y depresión, así como un elevado riesgo de obesidad y diabetes. Existen otras implicaciones adversas que pueden venir junto con la ingesta emocional. En este libro nos hemos dado a la tarea de relacionar estas implicaciones con el nivel de actividad física de las personas en relación con la ingesta emocional. Nos hemos tomado el tiempo para explorar aquellas conexiones entre el estilo de vida y de cuidado para brindar un asesoramiento más completo en el transcurso del hábito y también para prevenir factores de regresión.

Sin embargo, el género y la etnicidad constituyen el 27% de la variabilidad implicada en la ingesta emocional, por lo que se ha determinado que el tratamiento debería enfocarse en estudiar técnicas de acompañamiento eficientes enfocadas a reducir el consumo guiado por factores sentimentales. Los resultados y propuestas también podrían asistir a clínicos y nutriólogos para comprender mejor los impactos negativos de la ingesta emocional.

Los niños con hábitos alimentaciones inadecuados son más propensos a desarrollar obesidad o falta de peso. Una dieta deficiente puede atraer varios problemas graves de salud y lo que se entiende como deficiente a menudo representa excesos en el consumo de azucares y grasas, así como baja ingesta de fibra y vitaminas. Aunque practicas alimenticias deficientes pueden ser complemento de la causa, aumentan la posibilidad de padecer obesidad y malnutrición. Lo que puede conducir a problemas más graves de salud como enfermedades del hígado y diabetes, en especial si estos hábitos alimentaciones se mantienen en la adultez.

- Exceso en el consumo de productos ricos en azúcar, grasa y sodio
- Consumir snacks que no son saludables.
- Comer cuando no hay apetito.
- Comer pequeñas cantidades de frutas y vegetales, así como dejar de consumirlas por completo.
- Comer demasiado rápido
- Escoger únicamente alimentos que sean apetitosos a la vista, incluso cuando no sean saludables (seleccionado específicamente

aquellos altos en grasas, carbohidratos procesados y azúcares)

- Comer mientras se ve la televisión, se juegan videojuegos, etcétera.
- Comer demasiado.
- Beber muchas sodas o cualquier otra bebida azucarada.
- Omitir el desayuno y no tener un horario balanceado para la alimentación.
- Masticar la comida por lo menos 10 segundos antes de tragar.
- Preferir el almuerzo hecho en casa para el refrigerio en el colegio o en el trabajo, asegurándose de incluir sólo alimentos nutritivos (por ejemplo, fruta rebanada o un sándwich con pan integral)
- Comer despacio, pues le toma al cerebro unos minutos para reconocer que el estómago está lleno.
- Consumir líquidos durante las comidas para propiciar la saciedad.
- Planear las horas de comida y merienda y acatar estos horarios.
- Consumir más fibra (por ejemplo, granos integrales y leguminosas)
- Consumir porciones más pequeñas de comida.
- Beber mucha agua purificada durante el día.
- Incluir la mayor variedad de alimentos posible, siempre y cuando sean saludables.

- Preferir los productos cocidos o asados en vez de los fritos.
- Los padres pueden fungir como ejemplo para los hijos, por lo que deben practicar también hábitos saludables de alimentación.
- Evitar el hábito de comer fuera de casa o productos listos para llevar.
- Empezar a educar a los más jóvenes con buenos hábitos alimenticios.
- Intente reunir a la familia para comer siempre que sea posible.
- Evitar las recompensas basadas en golosinas o alimentos altos en azucares.
- No fuerce a los niños a comer algo que no les guste. Platique con ellos sobre los beneficios de la comida saludable.
- Ejercitarse, jugar, reír, en fin, ¡disfrutar!

2

Razones por las que el bingeing es perjudicial

La comida realmente se puede convertir en nuestro principal enemigo. El reto será proporcional al deseo. ¿Por qué nos da tanto placer terminar un bote de helado, o comer una pieza de pan o esa bolsa entera de frituras? Esa cantidad de alivio que viene al terminar algunas de estas golosinas puede ser tan placentero como cualquier otra cosa. El *binge-eating* es entendido como un periodo de tiempo donde se come una cantidad excesiva de comida. Frecuentemente, el hábito se inicia con comidas poco saludables. Sin embargo, personas que se encuentran en recuperación para superar su mal hábito se pueden encontrar consumiendo grandes cantidades de comida "saludable", como vegetales, frutas, té y agua. Realmente se trata de un patrón compulsivo y no en los alimentos en sí, por lo que puede traer consigo enfermedades físicas y trastornos mentales. Normalmente estos episodios de ingesta emocional suceden a solas, por lo que la persona tiene sentimiento de culpa y vergüenza.

El *Bingeing* no es algo que se disfrute todo el tiempo, ni siquiera es equivalente a una actividad de disfrute y ocio. En un principio tenemos la satisfacción del sabor, la textura y la seguridad en la cantidad de comida que se está consumiendo. Después de nuestra cuarta o quinto taco, rebanada de pizza o pan, empieza a sentirse como si supiera que no debería hacer eso y, que debería detenerse en algún momento. Sin embargo, nuestro cuerpo sigue consumiendo mientras nuestra voz interna nos dice algo más, esa voz de la lógica.

Se ha registrado que de 3% a 5% de las mujeres y 2% de los hombres padecen un desorden de alimentación compulsiva. Sin embargo, estos números pueden estar sesgados, debido a que muchas personas no son diagnosticas gracias a los estigmas que envuelven los desórdenes alimenticios. Algunos estudios han revelado que más de la mitad de las personas que padecen un trastorno alimenticio son mujeres. Y el *BED* afecta a mujer de cualquier étnica y cultura. Es el trastorno alimentario más común entre mujeres hispanas, asiático-americanas y afroamericanas. Sin embargo, existen ciertos factores de vida que pueden hacer más vulnerables a ciertas mujeres en desarrollar este trastorno:

- **Hacer dietas.** Las mujeres y niñas que hacen dieta a menudo son 12 veces más propensas a darse atracones que aquellas que no hacen dieta.

- **La edad.** Otro factor importante es la edad, el *BED* afecta a más mujeres jóvenes y de mediana edad que a mujeres mayores. En promedio, las mujeres desarrollan el *BED* suelen tener entre veinte y veinticinco años. Pero con el paso del tiempo han ido aumentando los casos de mujeres mayores con desórdenes alimenticios.

Los médicos generales enfrentan dificultades para diagnosticar y tratar este trastorno debido a la falta de información sobre los nuevos criterios para el diagnóstico y por la falta de tratamientos disponibles. Aquellas personas que nunca han padecido o nunca han tenido contacto con una persona diagnosticada con un desorden alimenticio no suelen ser las personas adecuadas para comprender la gravedad de este padecimiento. La bulimia, es un desorden bastante evidente de reconocer cuando una persona la está sufriendo y, por lo mismo se reconoce la seriedad del asunto. Inducir el vómito una y otra vez puede transformar gravemente el cuerpo, empezando por la garganta y el hígado. No decimos que la anorexia y el *Bingeing* no causan estragos graves en el cuerpo. A pesar de eso, las personas no siempre percibirán esto como peligroso cuando se está en una etapa inicial, en especial si eres una persona con complexión muy delgada o tienes sobrepeso. Una persona con una figura promedio, pero que hace el *Bingeing*, parece alguien saludable a simple vista. Incluso la ingesta será visto como algo positivo antes lo ojos de los demás, podrían hacer comentarios como "deberías seguir comiendo para ganar más peso", porque "eres todo huesos y piel". Lo mismo sucede a persona que tienen obesidad o anorexia. Si una persona con un peso mayor a 100 kg realiza ayunos intermitentes, las personas a su alrededor no se preocuparan e incluso podrán felicitar esta hábito. La realidad es que aún existe mucha desinformación sobre el *Bingeing*, la anorexia y la bulimia.

Una de las consecuencias de la alimentación compulsiva es que las personas que lo padecen son más susceptibles a desarrollar anorexia o bulimia, o puede ocurrir de manera inversa, puede que hayan padecido estos desordenes y como respuesta han alentado el consumo excesivo de alimentos. De cualquier manera, estos comportamientos son perjudiciales para la salud, lo que puede llevar a una vida de baja calidad y constantes malestares. Incluso podemos hacer cosas que son dañinas para el cuerpo y tratamos de compensarlo con otra que es más "saludable", pero este conjunto de acciones son igual de perjudiciales. Las personas que han sufrido anorexia o bulimia los ha llevado a hacer esto por la idea de que será lo mejor para sus cuerpos, como una forma de revertir el daño que se ha causado. No obstante, es otra forma poco saludable de sobrellevar la situación.

3

Consejos y estrategias para
controlar el bingeing

Si una persona padece el Desorden de Alimentación Compulsiva (BED por sus siglas en inglés, correspondientes *a Binge Eating Disorder*), es importante que deje de restringir sus calorías. Incluso este hábito haya podido ser la razón por la cual se ha desencadenado el desorden alimenticio en primer lugar. Debe olvidarse de controlar sus hábitos alimenticios y comenzar a concentrarse únicamente en la comida a partir de ahora. Es importante que siempre incluya todos los grupos esenciales alimenticios pero es completamente innecesario que cuenta las calorías, reduzca sus porciones o determine horarios específicos para comer. ¡Aprende a escuchar tu cuerpo y sus necesidades, olvida todo aquello que te ha enseñado la industria de las dietas y comienza a comer de manera intuitiva!

. . .

Nuestro cuerpo ha sido un regalo de la naturaleza que nos da señales cuando estamos hambrientos y cuando no. Debemos aprender a escucharlas y volver a las prácticas alimenticias de cuando éramos bebés. Cuando un bebé siente hambre llora para pedir alimento, y deja de hacerlo cuando están saciados. Un día podrían comer el doble de lo que normalmente consumen y al otro apenas podrían comer. Es la relación más sana y saludable de nuestro cuerpo con la comida que podamos tener. No tenemos por qué querer controlar nuestro cuerpo y su reacción al hambre. Es importante escuchar a nuestro cuerpo y su habilidad para pedir lo que necesita, sino estamos interrumpiendo su proceso natural.

La comida no es solo un número, sino una experiencia multisensorial. El mejor consejo que podemos dar es el siguiente: coma lo que le guste, lo que le sirve a su cuerpo y lo que le satisfaga de una manera suficiente, tanto física como emocionalmente.

Por otro lado, hacer mucho ejercicio es una manera de restringir calorías, lo que eventualmente puede llevar a padecer un desorden alimenticio y otros problemas de salud. La mejor opción es llevar una rutina de ejercicio moderada para mantener una buena salud a largo plazo y es la única manera sostenible de mover su cuerpo. Toda práctica de ejercicio llevada al extremo con el tiempo podrá perjudicar nuestra salud más que ayudar a mejorarla. Encuentra un entrenamiento que disfrutes y que puedas practicar sin demasiado sacrificio.

Investigaciones han demostrado que nuestro cuerpo no es un almacén de calorías, sino que estas entran y salen de nuestro cuerpo. Esto quiere decir que quemar calorías con ejercicios excesivos no le hará perder peso a largo plazo.

En vez de buscar algo con el objetivo de perder peso, mejor encuentre algo que lo apasione y enfóquese en eso. Pueden ser actividades sencillas como una caminata por las mañanas o hacer algo de yoga en su jardín. No se trata de la cantidad de ejercicio o de las calorías que queme haciéndolo. El objetivo principal es establecer hábitos saludables para movilizar su cuerpo y sentirse bien en él.

Además, tener una rutina de ejercicio puede ayudar a darle más fuerza y energía. Una actividad física puede añadir valor a tu rutina cotidiana y algo de lo que puede beneficiarse. No lo vea como algo que tiene que ser para quemar las calorías de ese pastel que se comió en la mañana, sino será una actividad forzada y detestable para usted. Esto podría propiciar una actitud problemática con la comida, su cuerpo y el ejercicio.

. . .

Actualmente vivimos en un mundo acelerado, donde nuestra productividad nos otorga valor ante los ojos de las personas a nuestro alrededor. Por lo que reducir los niveles de estrés que influyen en nuestros hábitos alimenticios representado todo un reto. Nuestras actividades cotidianas cada vez son más y la demanda de productividad va en aumento.

Como resultado tenemos a una generación con un conjunto de hábitos poco saludables en los individuos que sufren de estrés. El cuerpo pide a gritos una forma de permanecer saludable y todo aquello que brinde un cierto tipo de equilibrio llamara nuestra atención. El *binge-eating* es una respuesta rápida para que el cuerpo pueda tolerar el estrés.

Entonces lo primero que debes hacer es identificar las fuentes de estrés y reducirlo en la medida de lo posible, además de, eliminar por completo la alimentación compulsiva.

Una persona que duerme menos y su sueño son de baja calidad, será más propenso a consumir más alimentos que compensen esa falta de energía. Tener las horas adecuadas de sueño y la calidad del mismo contribuye mucho a formar nuestros hábitos alimenticios. Es un pensamiento común entre las personas que es mejor sacrificar unas horas de sueño para aprovechar más el tiempo, lo que resulta ser una acción totalmente negligente. No hay nada más perjudicial para el organismo humano que privarse de sus horas de descanso cuando lo que necesita el cuerpo es descansar. Tener pocas horas de sueño es tremendamente dañino, puede afectar la salud hormonal, la función cerebral, el proceso de envejeci-miento, el apetito y sensaciones de hambres y si se mantiene así todo esto empeorará con el tiempo.

Repito, es importante escuchar a nuestro cuerpo y sus necesidades, por lo que es crucial tener suficiente tiempo de descanso para equilibrar el sueño y el apetito.

Debido a que todos los desórdenes alimenticios son condiciones mentales, es prioridad encontrar la raíz del problema.

Debe comenzar por reconocer que el verdadero problema se encuentra oculto y el desorden alimenticio es un síntoma de eso.

La verdadera causa se encuentra detrás de esa alimentación compulsiva, un mecanismo de defensa que el cuerpo ha desarrollado.

Puede comenzar por hacer memoria sobre eventos que hayan ocurrido previamente al inicio del desorden u otros que se anticipen a uno de sus episodios. Esta es una tarea que requiere paciencia. Si le cuesta hacer memoria, puede hacerse las siguientes preguntas: ¿qué es lo que suele suceder antes de empezar a comer de manera compulsiva? ¿Cómo me siento antes de entrar a un episodio de *Bingeing* y durante ese proceso? ¿Qué me estresa en este momento de mi vida? ¿Cómo se encuentra mi familia y la persona que amo? ¿Cómo están mis relaciones en general?

Sea tan observador y preciso como pueda e intente analizar su condición actual para ser capaz de encontrar la raíz de sus problemas alimenticios. Un desorden alimenticio es una alarma de su cuerpo para avisarle que algo no está bien con su salud emocional.

La estabilidad emocional y la fortaleza mental son dos pilares que sostienen nuestra vida en general, por lo tanto son importantes cuando se presenta un desorden alimenticio. Nuestro cerebro relaciona la comida con el sentimiento de felicidad, y si nos encontramos dependiente emocionalmente a otras personas, el *Bingeing* podrá presentarse tan pronto como esas personas nos hagan daño. El autocuidado y el amor propio es algo que se debe cultivar todo el tiempo. Es necesario encontrar esa felicidad interna y construir independencia emocional.

No deje que su vida y sus sentimientos sean controlados por otras personas o eventos desafortunados. Es importante ser conscientes sobre cada pensamiento porque son la raíz de las emociones que creamos en nuestro cuerpo. Cada pensamiento funciona como una semilla de una emoción futura que devendrá en actos específicos.

Por ejemplo, si se centra únicamente en lo que otros digan o piensen de usted a sus espaldas, entonces estará plantando la semilla de emociones como el enojo, decepción, frustración y falta de auto reconocimiento, lo que con el tiempo le llevará a realizar ciertas acciones como comer compulsivamente para compensar esas emociones negativas.

No se centre en aquellas persona que le perjudican de alguna manera, es mejor solo mirarse a uno mismo, en su vida, su salud y su felicidad. Vea su vida a través de sus propios ojos y no a través de la mirada de los demás.

.   .   .

Una parte importante del amor propio es aceptar nuestro cuerpo tal como es, lo que resulta ser crucial para la recuperación de un desorden alimenticio, y es importante cultivarla ese amor todos los días. Amarse incondicionalmente tanto en cuerpo como en personalidad es la base para una salud satisfactoria y la felicidad duradera.

Vivimos en un mundo saturados de imágenes de cuerpos considerados como ideales y perfectos, entonces no es una sorpresa que pensemos que solo podemos ser amados y atractivos cuando perdamos cierta cantidad de peso. La mayoría de los veces nos definimos por medio de nuestra apariencia, alcanzar esos ideales de belleza impuestos nos puede llevar a tener hábitos alimenticios destructivos. Algunos de los hábitos podrían ser ayuno innecesario, ejercicio excesivo, entre otros.

Parece ser que la pérdida de peso es el camino hacia la felicidad en la vida. Si perdemos peso podemos atraer aquella persona que tanto hemos buscado para una relación romántica. Adelgazar podrá llevarnos al éxito y a la historia de vida que siempre hemos imaginado. Si lucimos más esbeltos nuestra vida de ensueño se hará realidad. Si perdemos peso…

· · ·

Esto solo suele ser una idea equivocada, según varios estudios, mucha gente que pierde peso a menudo no es más feliz, ni más exitosa, ni tiene una mejor vida amorosa o mejores relaciones en general. Incluso podría provocar el efecto contrario. El único cambio en su vida han sido los kilos demás.

La mentalidad que tienen antes de perder los kilos suele ser la misma al perderlos. Reducir de peso significa perder grasa corporal, como también masa muscular y niveles de agua. Sin embargo, eso no necesariamente significa que haya un cambio en la mentalidad de la persona. Los pensamientos permanecerán iguales antes y después de haber logrado su objetivo de reducir peso. Si no hay un cambio mental en conjunto con el físico, es probable que esta persona siga sin gustarle estas dos cualidades de sí misma.

Algunas personas únicamente se comprometen a amarse a sí mismos al perder peso, pero esa es una expectativa equivoca, pues a menudo no se aman de manera automática después de haber perdido unos kilos. El amor que se prometen se encuentra basado en su apariencia esbelta, aquella parte superficial de su ser, que no es lo mismo a amarse sincera e incondicionalmente. El amor propio no es sinónimo que aspirar a cambiar de cuerpo. El amor propio se trata de amar nuestro cuerpo tal y como es así como podría ser, pero esta aspiración no siempre incluye el amor propio. El amor propio tiene poco o nada que ver con la apariencia y el peso que tenemos.

El amor propio se trata de amarnos en cada aspecto de nuestra vida, aceptándonos como humanos íntegros. Es aceptar y abrazar cada cicatriz, algunas estrías y algo de celulitis en los muslos, así como olvidar la idea de querer ser perfectos todos los días y dejar de apreciarnos como seres siempre incompletos.

El impacto de las redes sociales

Actualmente, el tiempo que le dedicamos a las redes sociales en el día, ha incrementado y con ello también la cantidad de contenido que consumimos. Para las personas que padecen algún tipo de trastorno alimenticio, el espacio virtual puede ser un lugar tan terrorífico como ciertos espacios físicos. En especial, porque existe una presión implícita por encasillar en un molde, y las redes sociales han facilitado que esa presión sea cotidiana.

Existen ciertas redes, como Instagram, que se basan en mostrar un estilo de vida inalcanzable y con ello viene acompañado ideales de cuerpos, la fórmula de la felicidad parece ser un cuerpo esbelto, viajes y dinero. Según algunos estudios, se estima que un 85% de los trastornos alimenticios se desarrollan durante la adolescencia. En estas edades, a menudo observamos señales de una conducta alimentaria alterada, tales como episodios de ingesta emocional, vómitos auto-inducidos, miedo a la gordura, preocupación excesiva por los alimentos y percepción distorsionada de la imagen corporal. Muchos adolescentes se someten a dietas estrictas perder (o ganar) peso y eligen conductas poco saludables asociadas con trastornos de alimentación, que se acentúan al llegar a la edad adulta. Pero, ¿por qué tanta gente en nuestra sociedad está sufriendo hoy en día de trastornos de alimentación? Muchos expertos coinciden en que las causas son de diversa índole: sociocultural, psicológica, hereditaria y, posiblemente, neuroquímica. Sin embargo, la excesiva presión por tener un cuerpo "perfecto", promovida por los mensajes que encontramos en las redes sociales en la actualidad, se ha convertido en un importante detonador de la aparición de estas conductas.

La adolescencia es una etapa de desarrollo con muchos cambios y una de las etapas más importantes en nuestras vidas, especialmente porque es cuando estamos en la búsqueda de nuestra identidad. Esto es lo que hace más vulnerable a los adolescentes a mensajes que asocian la felicidad y el éxito con un estándar de perfección física.

. . .

Si sientes que las redes sociales tienen cierto peso en la manera en que percibes tu imagen corporal, e incluso ha sido la fuente de muchas inseguridades sobre ti mismo. Lo que te recomendamos hacer es un ejercicio de limpieza. Toma tu dispositivo móvil y en cada red social comienza a identificar y eliminar todo aquello que te afecta emocionalmente. Puedes reemplazarlas por seguir cuentas de personas o empresas que muestren cuerpos diversos, que hablen sobre salud mental, del amor propio o de movimientos como el body positive.

Recuerda que son tus redes sociales y que puede tomar el control de lo que quieres o no quieres ver. Lo que te hace feliz en tu tiempo de ocio y lo que no.

4

La importancia de la meditación y la consciencia de sí mismo

USUALMENTE COMEMOS en exceso cuando nos sentimos ansiosos, preocupados, frustrados o tenemos una autoconcepción negativa sobre nosotros mismos o sobre situaciones diversas. Cuando esto ocurra, podemos ir por hábitos más saludables como la meditación para poder cambiar nuestra mentalidad y empezar a trabajar en pensamiento más positivos.

Nunca es tarde para comenzar con la meditación, puede que para este punto usted ya haya probado cualquier forma de meditación para alcanzar un grado de paz. Al meditar estamos trabajando en sanar todo lo que agregue negatividad o suciedad en nuestra mente para tener una mejor claridad en nuestros pensamientos. Es como si nuestra mente estuviera teniendo un día nublado y los pensamientos complicados son aquellas nubes grises que bloquen el brillo del sol, que representa nuestra percepción del mundo que nos rodea. Si tenemos una mente clara, esa negatividad no tiene lugar, y de esta manera podemos enfocarnos únicamente en el brillo que nos rodea.

El primer paso para la meditación es encontrar un espacio tranquilo y libre de distracciones o mucho ruido, para que la concentración sea más sencilla. Encontrar un espacio libre de ruido puede ser todo un reto, en especial en ciudades aglomeradas. Si tu hogar siempre está lleno de personas o tienes niños pequeños, adecua la meditación a ciertos tiempos como antes de ir a la cama o al despertar un poco más temprano que las demás persona. La meditación lleva tiempo, así que toma el que necesites y enfócate una vez que inicies.

Una vez que hayas encontrado un lugar tranquilo y sin distracciones, ahora encuentra un posición cómoda, ya sea acostándose o sentándose. Una posición popular es sentarse con las piernas cruzadas similar a la posición de la meditación budista. O también puede intentar poniendo los pies sobre el suelo o acostándose sobre su espalda. Realmente no importa la posición, sino que se sienta confortable para concentrarse en lo que necesite durante la meditación.

. . .

Ya que se sienta en una posición cómoda, prosiga por cerrar sus ojos y hacer su mejor intento para despejar su mente de cualquier pensamiento-nube. Antes de iniciar con los ejercicios de respiración, debe tener la mente tan clara como sea posible. Es normal que esto no sea sencillo las primeras veces, pero conforme pase el tiempo podrá dejar que su mente se deslice con mayor facilidad. Esto le sucede a cualquiera que inicia con la meditación. La paciencia y amabilidad consigo mismo es clave. No te presiones para dejar que tu mente explore. Primero concéntrate en eliminar esos pensamientos negativos antes de continuar con la meditación.

Cuando la mente tenga claridad, puede comenzar por enfocarse en su respiración. Con sus ojos cerrados, ponga una mano sobre su estómago y la otra sobre su pecho y respire como lo haría normalmente. Durante la respiración, sea consciente de las otras partes de su cuerpo, en cómo se mueven y déjelas relajarse.

Posteriormente, inhale profundamente. Lleve una mano al pecho y la otra en el estómago. Respire lentamente. Inhale y exhale; enfóquese en controlar su ritmo de respiración y en sus manos. Note como sus manos suben cuando inhala con profundidad y como descienden cuando exhala lentamente.

· · ·

Continúe en esta posición y concéntrese en su respiración durante 10 minutos. Si su mente quiere divagar, solo concéntrese en tener claridad y encontrar el brillo.

Después, inhale profundamente. Mantenga las manos en su lugar: una en el pecho y la otra en el estómago. Respire lentamente. Inhale y exhale; enfóquese en controlar su ritmo de respiración. También concéntrese en sus manos. Note cómo las manos suben cuando inhala con profundidad y cómo descienden cuando exhala despacio. Continúe concentrándose en su respiración y meditando durante unos diez minutos.

Recuerde: si su mente comienza a divagar, sólo concéntrese en tener claridad en sus pensamientos.

5

La importancia de una buena alimentación y el ejercicio

Aunque no lo crea, es posible adoptar ciertos hábitos de ejercicio con la finalidad de contrarrestar los deseos de comer impulsivamente u otros síntomas de un desorden alimenticio.

Estos ejercicios puede realizarlos cuando se encuentre al borde de sucumbir al deseo de la necesidad de ingesta emocional. Cada persona puede elegir la variedad de ejercicios que más le acomode, estos son las mejores opciones efectivas, así como otras actividades que igual sirven para enfocar su atención lejos de los malos hábitos alimenticios:

- Tomar una caminata enérgicamente o dar un paseo en bicicleta

- Llamar o visitar a sus amigos o familiares
- Hacer ejercicios con pesas
- Escribir cartas
- Pasar un rato en Facebook u otro red social
- Explorar la Internet en busca de algo interesante, como leer un artículo o revisar las noticias relevantes del día.
- Jugar un videojuego por periodos moderados
- Disfrutar de una buena ducha
- Ver algunos capítulos de su serie favorita

El objetivo es tener un gran repertorio de actividades y ejercicios a su disposición cuando lo necesite. Te puede ayudar seguir las siguientes tres reglas para cada actividad:

1. Tiene dinamismo (es decir, que le motive a realizar algo), en lugar de una participación pasiva. Si escoge ver televisión, intente hacer lo posible por involucrarse activamente. Busque algo que de verdad desee ver.
2. Es placentero (que no lo haga sentir como si fuera una obligación).
3. Es motivante (que sea algo a lo que tenga disposición desde un inicio).

Aquí hay otras recomendaciones valiosas:

· · ·

Al escuchar música ponga atención a las distintas notas y ciertos sonidos para activar su mente. Toma en cuenta cuáles son las canciones que realmente cautivan su atención. La música puede ser una gran oportunidad para reconfigurar su perspectiva de las cosas y de igual manera, manejar su deseo de comer compulsivamente.

Cuando haya identificado esa selección de canciones, puede ser una playlist para siempre tenerlas a la mano si una situación problemática se presente. Además, armar esa playlist también puede ser una actividad que sirva como motivación y distracción, además de serle útil en el futuro.

Cuando haya terminado con la selección de ejercicios o actividades, puede guardarlos en alguna agenda o poner la lista sobre el refrigerador para siempre tenerla a la mano. Siempre que sienta la necesidad de comer compulsivamente, puede acudir a su listado y seleccionar la actividad que más le motive en ese momento. Esta lista siempre debe permanecer abierta a cambio, ya sea para agregar o quitar actividades, está bien, lo importante es que sean actividades que disfrute.

Otra herramienta importante es reconocer a la perfección los momentos en que aparecen los primeros indicios de un episodio de alimentación compulsiva. Es más sencillo distinguirlos cuando aún son fáciles de manejar. Una vez que haya dominado el arte de identificar esos primeros momentos, puede anotarlos en algún lugar que le permita llevar un registro de sus avances.

Es importante tener ejercicios que puedan sustituir las ganas de comer compulsivamente. Tome su listado de actividades seleccionadas y pruebe la eficacia de sustitución de cada una. Lo recomendable es intentar tantas actividades como pueda para que pueda encontrar una que realmente pueda funcionar. Incluso pueden rotar sus actividades de acuerdo al grado de necesidad.

Identifique aquellas actividades que impliquen menor esfuerzo para emparejarlas con los síntomas más leves, de esta manera ira aumentando el nivel de eficacia conforme la severidad de sus episodios sintomáticos. Adhiérase a las relaciones que establezca para sustituir eficazmente los hábitos compulsivos por otros que estén bajo su control y no le sean perjudiciales.

Cada vez que se encuentre observando sus hábitos alimenticios puede anotar una serie de preguntas que puede responder con base en sus experiencias. Un día a la semana vuelva a sus notas para revisar sus avances.

Algunas de las preguntas a contestar pueden ser las siguientes:

1. ¿He ideado un conteo efectivo de ejercicios de sustitución? Es importante que el listado de actividades debe poder incluir aquellas que le sean benéficas, satisfactorias y dinámicas. No debe olvidar que esa agenda está abierta siempre a cambios según su experiencia y su entendimiento de la situación. Puede ser que algunos ejercicios o actividades funcionen mejor que otros.

2. ¿Estoy identificando y registrando mis deseos de comer compulsivamente? Cuente también las veces en que haya podido frenar los episodios de manera satisfactoria, así como el número de ocasiones totales.

3. ¿Estoy utilizando realmente mi listado de ejercicios y actividades cuando es requerido? Ponga atención en los obstáculos que ha tenido al implementarlo, así como los escenarios que le han hecho requerirlo con mayor frecuencia.

4. ¿Cómo puedo mejorar mis actividades de sustitución? Debe preguntarse sobre los esfuerzos que está dispuesto a hacer y cómo llevarlos a cabo de manera realista. Si lo necesita, modifique las actividades pero no sin antes asegurarse de haberlas intentando por lo

menos una vez. ¿Cuáles funcionaron? ¿Cuáles no? ¿Por qué se obtuvo ese resultado? ¿Cómo puede ajustarse sin perder de vista la mejora?

Lo mejor sería mantener el registro de su programa de actividades de sustitución al menos un par de veces a la semana.

Hasta ahora, es casi seguro, que podrá deducir que no ha tenido modificaciones en su peso o en sus hábitos. Cualquiera de los dos escenarios, tenemos que pensar sobre dos posibles resultados:

1. Si ha disminuido de peso significativamente desde que empezó a implementar su programa, y sospecha que ahora está presentando una condición de bajo peso. Lo recomendable es consultar a su médico de inmediato. Póngalo al tanto de todo lo que ha estado realizando sobre sus hábitos alimenticios y obtenga consejos. Puede ser que el programa no es adecuado para su cuerpo o tal vez podría cambiar algo. Es probable que haya estado comiendo muy escasamente en sus refrigerios y comidas. Se trata de una situación de cuidado ya que no le permitirá parar su desorden alimenticio inicial sino que lo llevará a otro.

2. Si su peso ha aumentado significativamente desde que inició el programa, es importante que revise dos cosas. La primera es si ha ganado todo ese peso de una manera 'restaurativa', en especial si se encontraba padeciendo de bajo peso. Si este es el caso, debería comentar a un doctor sobre esta situación. Por otro lado, debe mirar con atención su seguimiento del programa y determinar si lo ha estado siguiendo lógicamente de acuerdo al propósito de recobrar control sobre sus hábitos alimenticios. Se trata de un plan para una vida saludable. Usted se encontrará en el mejor momento para controlar su peso una vez que haya conseguido manejar sus maneras de comer.

6

Cuándo buscar ayuda profesional de nutriólogos, psicólogos y de la medicación

EXISTEN algunos medicamentos que pueden ser recetados para tratar el *Binge Eating Disorder.* Sin embargo, los medicamentos son herramientas adicionales para solucionar el problema pero no lo son todo. Ahora bien, la automedicación no es una opción, en especial cuando intente remedios alternativos que no han son medicamentos certificados para su padecimiento.

Antes de probar cualquier tratamiento nuevo debe consultar a un médico especializado, debido a que muchas veces desconocemos los efectos secundarios de los medicamentos. La información presentada en este capítulo tiene valor como referencia para consultar con su médico. Con eso en mente, aquí se muestran algunas de las medicaciones más comunes prescritas para el Desorden de Alimentación Compulsiva.

. . .

Los supresores son medicamentos comunes debido a su alta demanda entre los pacientes con el desorden de *BED*.

No solo se utilizan para tratar desórdenes alimenticios, sino también ayudan a perder peso.

Si hay algo que la psicoterapia no puede otorgar, es la perdida de talla. Aunque si es beneficia para comprender nuestro estado emocional y la raíz de nuestra problemática. Mientras que, los supresores de apetito si prometen reducir peso haciendo que coma menos en general.

La primera vez que se utilizó esta droga para tratar el *BED* fue durante la década de 1990. El inconveniente con los supresores de apetito es que pueden generar efectos negativos en el cuerpo. Los riesgos incluían altas incidencias en enfermedades cardiovasculares.

La manera más saludable de mejorar nuestro peso es aprender a manejar correctamente las porciones de alimento y escoger una dieta balanceada, incluso si le han prescrito supresores de apetito.

. . .

Actualmente, la droga más común usada en el tratamiento del *BED*, por suprimir el apetito y provocar la
pérdida de peso, es Orlistat. Lo que hace esta droga es
afectar la habilidad del cuerpo para absorber grasa lo que
finalmente previene cualquier aumento de peso.

Eso es lo que realmente lo distingue de un simple
supresor de apetito.

El Orlistat funciona al adherirse a las moléculas de
grasa en la comida y previniendo que éstas sean procesadas por el estómago en componentes que son más
fáciles de absorber.

Hoy en día se están considerando otras drogas para su
uso en el manejo del apetito en personas que sufren del
Binge Eating Disorder. Aunque debe informarse de los
efectos secundarios por el uso de estos medicamentos.
Algunos de ellos incluyen alteraciones de las capacidades
cognitivas del paciente. Otros efectos secundarios que han
sido reportados son temblores e insensibilidad en la piel.
Si usted está planeando consultar con su médico el uso
del Orlistat, tenga en cuenta que esto puede suceder.

También conocido como Topiramato, es una droga originalmente diseñada para tratar convulsiones. Sin embargo,
algunos estudios han demostrado que también ayuda en

los momentos previos al *Bingeing*, facilitando cambios para incrementar o perder peso.

Algunos estudios recomiendan el Topamax para personas que padecen *BED* como un tratamiento. Sin embargo, el uso del medicamento no ha sido oficialmente aprobado ni sugerido, pero promete grandes beneficios para aquellos que padece este desorden.

A finales de la década de 1970 el Topamax fue creado para tratar la epilepsia y convulsiones.

Incluso se ha utilizado para el tratamiento de otras enfermedades como el trastorno bipolar y para contrarrestar la ganancia de peso en otras enfermedades. Su uso para paliar el trastorno bipolar se ha detenido por mostrar pocos beneficios a largo plazo.

También se ha utilizado el Topamax como tratamiento para la migraña y otros dolores de cabeza severos. Debido al efecto que el Topamax tiene en los vasos sanguíneos del cerebro: ayuda a ensancharlos. Otra razón de su efectividad contra la migraña es los pocos efectos secundarios que provoca en el paciente.

. . .

Otro uso que se le ha brindado al Topamax es combatir los efectos del alcoholismo y otros problemas de conducta. Existen gran variedad de enfermedades y condiciones de salud para las cuales el Topamax es frecuentemente utilizado, incluyendo el *BED*, que es lo que nos interesa.

Algunos expertos de la salud no recomiendan del todo el uso del Topamax para tratar el *BED*, pero podemos encontrar reseñas positivas sobre sus efectos. Algunas investigaciones indican que las personas que sufren de este desorden fueron capaces de controlar sus hábitos de alimentación y apetito por medio del Topamax.

Se registraron efectos positivos al usar la droga como menos episodios de alimentación compulsiva, pérdida de peso e incluso notaron una pérdida significativa en su Índice de Masa Corporal. Aseguran que fueron capaces de reducir hasta medio kilo por semana durante un periodo de 14 semanas. De nuevo, a pesar de que no sea un uso oficialmente aprobado de la droga, ha demostrado muchas posibilidades para aquellos que padecen el *Bingeing* como hábito.

Si estas considerando consultar con tú medico el uso del Topamax, no te puedes pasar por alto las siguientes advertencias:

1. Cualquiera que tome este medicamento debe abstenerse de realizar actividades que demanden cierto estado de alerta. La droga puede debilitar ciertas habilidades cognoscitivas, como una disminución en la capacidad de reacción.

2. El uso de Topamax puede afectar la manera en que el cuerpo regula su temperatura, por lo que si va a consumirla debe evitar las actividades que puedan incrementar su calor corporal.

3. El Topamax puede interferir en la efectividad de ciertos anticonceptivos.

4. La interrupción súbita de su uso debe ser evitada, pues podría causar, en pacientes que lo padezcan, un incrementado número de convulsiones.

Aunque han sido casos excepcionales, se han registrado casos de sobredosis de este medicamento. Los casos más serios de problemas relacionados con esta droga han sido por combinación con otros tratamientos. La sobredosis de este medicamento incluye síntomas severos, como la depresión, visión borrosa y problemas para pensar o hablar.

Recuerda que antes de tomar Topamax o cualquier otro medicamento para tratar tu desorden alimenticio, consulta con tu medico de confianza para obtener orientación profesional.

¡BAJO NINGUNA CIRCUNSTANCIA DEBE MEDICARSE SIN EL CONOCIMIENTO Y PERMISO DE SU DOCTOR!

Los antidepresivos también son otro medicamento relacionado al tratamiento del *BED*. Aunque estudios recienten respaldan su efecto en este desorden alimenticio, no existen estudios suficientes que monitoreen sus efectos a largo plazo. Según los resultados de estudios realizados los antidepresivos han demostrado ayudar a las personas que padecen del *BED*. Más del 40% de las personas que participaron en el estudio tuvieron resultados positivos respecto a su padecimiento después de haber tomado los medicamentos.

Originalmente los antidepresivos son utilizados para aliviar los síntomas de aquellos que padecen depresión y otro tipo de enfermedades mentales. Sin embargo, el uso de este tipo de medicación por persona sin alguna condición mental no parece tener repercusiones en el ánimo. Usualmente, los antidepresivos tienen un efecto acumulativo, es decir que, el efecto se comenzara a sentir después de 3 a 6 semanas de consumirlo, y los médicos lo recetan por un periodo de medicación que puede durar meses o años.

El uso de antidepresivos viene con algunos efectos secundarios. Estos efectos incluyen nauseas, sequedad en la boca, mareos, constipación y somnolencia. Existen gran variedad de antidepresivos, por lo que los efectos secundarios dependerán de la medicina recetada.

Respecto al uso de esta medicación para frenar los efectos del *Binge Eating Disorder,* aunque parezca prometedor, se debe tomar en cuenta que este tratamiento en específico no ha sido reconocido oficialmente. Se deben tomar en cuenta todos los riesgos implicados, como el retorno de los síntomas del *BED* en caso de descontinuar el uso de los antidepresivos.

7

Problemas de salud causados por la alimentación compulsiva o el BED

En el presente capítulos nos enfocaremos en revisar algunos de los principales de salud que pueden relacionarse con el desorden de alimentación compulsiva.

Unos de los efectos más evidentes de la alimentación compulsiva es el aumento de peso. Dos terceras partes de las personas que padecen el *BED* tienen también sobrepeso. Esto sucede debido a la ingesta acelerado de alimentos cuyo contenido calórico no es finalmente utilizado al realizar ejercicios u otras actividades físicas.

Las personas que padecen de sobrepeso pueden llegar a sentirte muy inseguras con su aspecto y con el hecho mismo de su estado de salud. Sus niveles de confianza disminuyen lo que ocasiona una baja autoestima, lo que puede llevar, de nuevo, a comer de manera compulsiva. Una persona con sobrepeso u obesidad es más propensa a sufrir enfermedades cardiacas y otros padecimientos crónicos, como:

- Respiración que disminuye repetidas veces durante la noche (apnea del sueño)
- Diabetes
- Enfermedades del corazón
- Presión sanguínea alta
- Diabetes tipo 2
- Artritis

Uno de los signos más visibles de obesidad es el desajuste en las tallas de la ropa que normalmente usaba, para confirmar un médico especializado revisara sus índices de grasa midiendo:

- Relación altura-peso (Índice de Masa Corporal, o IMC)
- Talla abdominal, usando una cinta métrica colocada por encima de la cintura y alrededor del centro del cuerpo.

Otras pruebas pertinentes incluyen la revisión de la presión sanguínea, los niveles de azúcar y colesterol en la sangre, ya que pueden haber sido alterados por el aumento de peso.

. . .

Antes de comenzar por comprometerse a perder el peso de más, debe recibir asesoramiento medico psiquiátrico en todo el momento. El consejo profesional durante este periodo es una herramienta primordial hacia un modo de vida saludable. Por lo que agendar cita con un nutriólogo que le ayude a formar un plan de dieta y de ejercicio que estén a la medida de sus necesidades debe estar en lo primero a realizar en su lista de actividades.

El sobrepeso puede ocasionar enfermedades cardiacas, un cuerpo en estas condiciones padece dificultad por ejercer su labor cardiaca de bombear oxigeno hacia los pulmones y el resto del cuerpo. Incrementar de peso, especialmente acumulando grasa en la zona abdominal, incrementa el riesgo de desarrollar presión sanguínea alta, así como colesterol y azúcar altos. Estar en una situación de sobrepeso, incrementa el riesgo de padecer un ataque cardiaco y otros condiciones médicas crónicas.

Las enfermedades cardiacas suelen ser algo silencioso, por lo que detectar los signos de padecer alguna suele ser complicado. Estos son algunos signos de advertencia a los que puedes estar atento:

- Dolor en el área del pecho
- Desmayos o mareos
- Pulsaciones

- Dificultad para respirar
- Sudores fríos

Estas dos prácticas pueden proteger su corazón de lesiones y reducir el riesgo de padecer alguna enfermedad cardiaca.

Puede consultar con su médico de confianza o acudir a un nutriólogo para conocer formas de comer sanamente y ejercitarse de forma adecuada y segura. Incluso podrían recetarle medicamentos para reducir la presión arterial, equilibrar sus niveles de colesterol y controlar el azúcar en la sangre.

Ciertos estudios han comprobado que las personas que padecen el *Bingeing* son más vulnerables a desarrollar enfermedades como la diabetes tipo 2. La diabetes puede llegar a convertirse en una enfermedad crónica, llegando a durar toda la vida con medicamentos paliativos. Otro padecimiento que puede atraer el hábito del *Bingeing* es la presión sanguínea se vuelve más difícil de controlar.

Los síntomas de este tipo de diabetes suelen ser:

- Visión borrosa
- Náusea constante

- Fatiga
- Necesidad de orinar más frecuentemente que lo normal
- Insensibilidad o sensación de pinchazos en manos y pies

Asegúrese de revisar sus niveles de azúcar en la sangre con la frecuencia que le recomiende su médico. Si desconoce cómo hacer esto en casa, contacte a su doctor para recibir orientación. Manténgase al tanto del nivel objetivo para este indicador.

A continuación, se presentan algunas maneras de regular el azúcar en la sangre:

- Cambie las azúcares procesadas por otras disponibles en las frutas, vegetales y granos enteros.
- Reduzca su consumo tanto de grasas como de carbohidratos procesados.
- Beba agua en lugar de jugos procesados o refrescos.
- Realice ejercicio o alguna actividad física al menos tres veces por semana.
- Practique todo aquello recomendado por su médico.

Otra enfermedad a la que se puede encontrar vulnerable, especialmente si durante sus episodios de *Bingeing* tiene preferencia por la comida chatarra, es la no tan conocida *Lipedia Posprandial* que consiste en tener una cantidad anormal de lípidos en la sangre. La hiperlipidemia, el término general para la enfermedad, puede desarrollarse naturalmente por la genética. Sin embargo, la variante "posprandial" se debe a un aumento específicamente vinculado a la sobrealimentación.

Algún común en personas que lidian con el *Binge Eating Disorder* es el padecimiento de trastornos como la depresión y la ansiedad. También ocurre a la inversa, personas que padecen depresión o ansiedad suelen recurren a la alimentación compulsiva. Asimismo, la ingesta de bebidas alcohólicas puede ser otro recurso para aliviar los síntomas de estas dos condiciones mentales.

El hábito de comer compulsivamente cuando no se siente apetito puede ser un indicador de bloqueo de emociones. Podría estar experimentando lo siguiente:

- Depresión o impotencia
- Enojo
- Pérdida de emoción o aprecio por las cosas que antes le hacían sentir feliz
- Soledad, sea momentánea o por largos periodos

• Cansancio o sensación de languidez

Existen varios enfoques de la terapia psicológica para tratar el *Bingeing* que ayudan a evita la alimentación compulsiva así como la soledad o sentimientos negativos que la acompañan. Estos enfoques podrían ser:

• Terapia Cognitiva Conductual: ésta le ayudará a sentirse mejor sobre sí mismo, previniendo las causas emocionales negativas que le provocan los episodios de compulsión. Este tratamiento pretende solucionar el problemas de las ingestas compulsivas de manera progresiva, planifica y estructurada mediante el empleo de técnicas cognitivo-conductuales y educacionales. Un dato importante al respecto, es que al día de hoy, este formato de autoayuda, que adopta diferentes niveles, parece estar aplicándose a través de internet (vía online) y está obteniendo resultados muy positivos.

• Terapia Interpersonal: Investigadores de Stanford encuentran que un tratamiento grupal, basado en este enfoque, puede resultar esperanzador para los pacientes con el *BED*. Se enfoca en trabajar los aspectos emocionales asociados a las relaciones interpersonales, los cuales pueden estar fuertemente ligados en la etiología del comportamiento alimentario alterado.

- Tratamiento dialéctica conductual. En este enfoque se emplea de forma activa la atención plena o también el conocido "mindfulness", y que aparentemente, ha demostrado su eficacia respecto al *BED*.

- Antidepresivos: los cuales pueden potenciar su bienestar emocional y ayudarle a combatir la compulsión cuando se presente en episodios riesgosos.

- Terapia hospitalaria: en algunos casos severos, los afectados por el *bingeing* pueden necesitar recurrir con urgencia una serie de procedimientos hospitalarios.

De inmediato, estos son algunas señales que indican la necesidad de buscar atención médica profesional:

- Ha ganado o perdido demasiado peso en poco tiempo.
- Ha pensado en lastimarse usted mismo.
- Se encuentra incapacitado para cambiar la forma en que vive, incluso con ayuda de doctores no especializados, familiares o amigos.
- Se siente deprimido o con ansiedad.
- Ha usado drogas o alcohol para manejar sus sentimientos.

1. No se autocastigue, ¿de acuerdo?

Toda persona que haya tenido un episodio de este trastorno conoce todo lo que viene después. El alimento se ha convertido en una droga que persigue hasta tenerla. Una vez que ha saciado su adicción y toda la frustración y preocupación por encontrar alimento, llegan ciertas emociones negativas que empiezan a apilarse: "Esto me da mucha vergüenza, siento desesperanza". De igual manera, viene la frustración contra sí mismos: "Sólo sientes esa sensación que te abruma, y te dices a ti mismo: lo arruiné". Si, esto sucede.

Poner en perspectiva el episodio antes de que ocurre ayuda a crear resistencia a esa necesidad de comer compulsivamente.

"No, hoy no, no comerás hasta que ya no puedas". Este tipo de apelaciones a uno mismo son frecuentes durante la rehabilitación. ¿Y qué significa rehabilitarse de la ingesta emocional? Se trata de disminuir paulatinamente este hábito que nos afecta, detener el círculo vicioso y satisfacer tus necesidades de otra manera más saludable. Lo que queremos decir, es que no sea duro consigo mismo cuando ocurra un episodio. Intente ser mejor la próxima vez.

. . .

No debe perder el ánimo, usted debe echarse las porras para salir de la pena. Probablemente no tenga poderes sobre humanos, pero sí que tiene voluntad para salir de ese mal hábito.

Nada bueno puede salir del autocastigo. Se amable con su cuerpo, su mejor amigo. El único que lo acompañara hasta el último de sus días. Su cuerpo es su hogar, no un comercial de lo que el mundo desea que seamos. Mi consejo, párate frente al espejo y menciona lo siguiente: "Mi cuerpo merece amor y respeto en la misma cantidad que antes de hacer *Bingeing*". Y luego cuestiónate: "¿Qué puedo hacer por mi cuerpo en este momento.

2. Descubra lo que ha ido mal

Después de un episodio de alimentación compulsiva puede ser oportuno para indagar un poco en sí mismo. ¿Qué ha causado este episodio?

¿De verdad tenía apetito? (usualmente las personas que hacen *binge* inician con un antojo y permiten que se convierta en una ingesta incontrolable, que suele ser imposible de interrumpir). ¿Me siento triste? ¿Algo me decepciono durante el día?

Durante este descubrimiento debe ser completamente honesto consigo mismo, se podría decir que estuvo perfectamente bien durante dos semanas y ahora, sin embargo, lo ha vuelto a hacer. Puede empezar revisando si todas sus relaciones se encuentran bien, o simplemente se siente angustiado o cansado. Mira las respuestas de estas preguntas como una fuente de información. No tema enfrentar nada, defina que provoco el episodio y reconózcalo. De esta manera, la próxima vez que pueda tener otro episodio lo ayudará a resistirlo.

Debe ser prioridad reconocer lo que sucede cuando se tiene un episodio y tomar medidas de prevención para que poco a poco se vuelva algo menos recurrente en tu vida hasta que no vuelva a suceder.

3. Por favor, respete sus planeaciones

"Es tiempo de lavarse los dientes" es el nombre de la rutina elaborada por Kearney-Cooke para manejar el *Bingeing*. Tiene como objetivo terminar con el episodio de alimentación compulsiva para volver a una práctica orientada hacia su propio bienestar, por simple que parezca. Se trata de que pueda regresar, por su propia voluntad y de manera consciente, a su planeación regular, agregando algo de ejercicio, sería lo adecuado.

No estamos hablando de culparse por cada episodio de alimentación compulsiva que tenga. Sino, se trata de admitir que ha sucedido: "Si, he comido compulsivamente". Sabemos que culparse o castigarse al respecto únicamente empeora las circunstancias de sus emociones. Solo prosiga admitiendo lo que paso y regrese a su rutina normal, concéntrese de mantenerla por lo menos las siguientes 24 horas como mínimo. Por otro lado, tampoco intente restringirse evitando la comida durante el día. En vez de decir "no voy a probar nada hoy" puede intercambiarlo por una frase más amable como "sólo comeré cosas saludables lo que resta de la semana".

Mencionamos que existen ejercicios para prevenir los episodios, pero igual pueden ser útiles para lidiar con el estrés provocado por un episodio de *Bingeing.* Podría salir a caminar o ir al gimnasio después de un episodio, lo que también cumple su compromiso de mantener su meta de bienestar y puede mejorar su actitud.

4. Salga de dónde esté. Anímese a ir a nuevos lugares

La soledad suele ser un compañero de cada episodio de *binge.* Incluso puede ser la causa misma de la enfermedad. Así que debes trabajar en eso, saliendo de casa, lejos de la cocina, busca nuevas actividades que te hagan sentir bien, cosas que te apasionen. Vaya a su parque favorito. A una clase de zumba.

Explore lugares cercanos que aún no haya visitado.

· · ·

El objetivo de introducir nuevas actividades a tu rutina es para cambiar tu perspectiva de la comida como escape de la soledad, la depresión, el sufrimiento, la ira, la tristeza, abrir esa puerta para ver su vida como un gran compendio de posibilidades. Puedes elegir cualquier otro pasatiempo educativo. Con el tiempo será más fácil alejarse del hábito de la alimentación compulsiva.

5. Busque ayuda

Ubica a familiares, amigos y expertos que puedan ayudarle con su situación. Siempre habrá personas e incluso organizaciones, incluyendo grupos en línea de otras personas que lidian con el *BED*, estarán allí para usted. Según los estudios, entre el 1% y 5% de los ciudadanos norteamericanos padecen de desórdenes de alimentación compulsiva. No está solo.

Definitivamente no es un tema común en conversaciones casuales. Existe mucha vergüenza al hablar de ello. Más para las personas que lo están viviendo. Esto es un obstáculo para que comiencen a concientizar sobre su padecimiento, evita pensar o informarse acerca de ello. Requiere mucha valentía y coraje afrontarlo. Pero admitirlo, abre la puerta a muchos tratamientos y acompañamiento posibles. Únicamente significara una mejora en su vida.

8

¿Cómo puedo perder peso de manera saludable?

AHORA NOS ADENTRAREMOS en conocer el proceso de cuatro pasos para perder pesos con el objetivo de desvanecer algunas ideas equivocas que hay respecto al tema.

La idea central que permite a las personas manejar su peso de manera sostenible es la idea de autonomía, es decir, que usted tenga pleno control sobre las decisiones que haga para reducir de peso.

Disminuir de peso es un proceso biológico. Tus resultados serán proporcionales a las elecciones que hagas en el proceso.

. . .

A continuación, repasaremos el proceso para perder peso en cuatro pasos, con el objetivo de brindarle bastante flexibilidad de opciones. Sin embargo, cada uno de los pasos involucra algunos principios que deben cumplirse. De usted depende completamente la implementación de los pasos.

Lo primero por hacer es crear un déficit calórico. Sin esto, será muy difícil que usted reduzca esos kilos. Existen dos situaciones distintas respecto al déficit calórico: el superávit calórico, la cual se centra en consumir más calorías de las que consigue utilizar; y el mantenimiento calórico, refiriéndose a la situación en que la ingesta y quema de calorías se encuentran en balance. En cualquiera de estas dos situaciones, usted no podrá perder peso.

Usualmente cuando una persona decide reducir talla lo primero que hace es desempolvar el tenis para correr del armario. De manera abrupta, salen a correr o acuden al gimnasio cuatro o cinco veces a la semana cuando antes no se realizaba ninguna actividad física. La idea central es incrementar la cantidad de calorías consumidas, siguiendo la lógica que relaciona una mayor cantidad de ejercicio con la pérdida de peso.

Podrá suceder una de dos cosas. Por un lado, el apetito aumentara debido a que su cuerpo está experimentando nuevas demandas energéticas. Asimismo, con base en la experiencia y el reconocimiento de patrones, nuestra mente suele a 'exigir recompensas'. Debido a la alta actividad es como si nos dijera "Ya he hecho suficiente por hoy, merezco un premio, como una rebanada de pastel". O según su lógica, una rebanada de pastel o una pizza no afectara debido a que ha entrenado más de tres veces a la semana. Sin embargo, esa golosina en forma de premio podría provocar un desvío en nuestro avance, además de que podría significar un preámbulo a un episodio de *Bingeing*.

Aumentar la actividad física base a nuestro día a día es lo que realmente queremos. Podemos incluir actividades simples como caminar, tomar las escaleras en lugar de usar el elevador, arreglar el jardín con nuestras propias manos y levantarnos del escritorio para estirarnos.

Usualmente las personas 'inquietas' que caminan o se mueven mucho durante el día lo hacen por nervios y tienden a tener una complexión delgada. Esto es un acto biológico, por lo que no podemos recomendarlo como cualquier otra práctica, pero si podemos decidir incluir más caminatas durante nuestro día.

Por último y cuarto lugar del proceso para bajar de beso es aplacar los momentos ESSADD (Estrés, Saturación,

Agotamiento, Distracciones y Dialogo interno), todas aquellas cosas que podrían provocar episodios indeseables de alimentación compulsiva.

La comida suele ser un 'remedio' rápido para lidiar con el estrés. Sentirse saturado o ansioso, también puede significar que quiera tomar esa energía extra requerida de los alimentos.

El aumento de Grehlina (molécula que regula el apetito) puede ser causado por un agotamiento hormonal, que puede provocar confusión y dificultad para pensar con claridad como normalmente lo hace. Todo esto podría provocar que la persona termine por buscar alimentarse compulsivamente.

Las distracciones suelen ser pensamientos poco relevantes que aparecen en nuestra cabeza. Pueden llegar en forma de recuerdos de pasados o de opiniones sobre algún asunto. Estas distracciones suelen crean un vacío durante los momentos que debemos tomar una decisión sobre un plan en específico. Es como si la mente divagara por un momento cuando debe concentrarse en algo más.

. . .

El dialogo interno tiende a ser negativo: "Siempre fracaso", "Me siento muy aburrido aquí", "Es inútil ¿para qué
lo intento?". Todos estos diálogos internos repercuten a la
hora de tomar una decisión sobre nuestros alimentos.

Cada uno de estos momentos puede pasar con regularidad, así que la meta es mitigarlos para que no nos desvié
de nuestro camino al éxito y seamos nosotros los que
tengan el control de cada una de nuestras acciones.

Recapitulemos el proceso de cuatro pasos: 1. Mantenga
un déficit calórico. 2. Incremente la actividad física cotidiana. 3. Evite las recompensas basadas en comida. 4.
Mitigue las situaciones ESADD. Queremos que va que
este proceso no es complicado y puede iniciarlos de
muchas maneras en cada uno de los pasos. Cada aspecto
puede –y debe- ser adoptado como un nuevo estilo de
vida.

9

Construye un plan alimenticio para resultados duraderos

A CONTINUACIÓN, te presentamos algunas de las opciones más eficientes para llevar a cabo un plan alimenticio que, además de beneficiar su salud también será fácil y placentero de implementar:

1. **No pretenda evitar hacer las compras.**
   El supermercado es uno de los sitios que las personas con *BED* tratan de evitar por el temor que un episodio se pueda desencadenar. Incluso hay personas que llegan al extremo de no completar sus compras con la intención de tener su despensa semivacía. Como resultado, puede que reduzcan sus porciones de manera abrupta y, por el motivo del hambre que ellos mismo han provocado, serían más propensos a tener un episodio de *Bingeing* en busca de

comida rápida o previamente procesada debido a su fácil acceso. He ahí la importancia de planear sus comidas así como realizar una lista de ingredientes que necesita del supermercado y limitarse a ella. Por supuesto no se trata de elaborar un plan escrito en piedra. Si se apega a un plan innecesariamente rígido que puede dar la sensación de estar siendo forzado, lo que podría causar estrés emocional que también podría desencadenar el *BED.* Lo recomendable es establecer una estructura respecto al comer. Esta estructura debe brindarle seguridad, reducción del miedo, todo aquello que pueda suceder durante sus comidas o las salidas al supermercado.

2. **Trabaje en usted mismo junto con su dietista.** Esto le permitirá tener opciones de desayunos balanceados, almuerzos nutritivos, cenas saludables y algunos snacks, asegurándose que estos sean opciones de calidad sin ser comida chatarra. De igual manera, tendrá que planear la frecuencia de sus antojos. Tener diversidad entre sus opciones de comida le permitirá tomar mejores decisiones durante sus horas de comida. Planear sus comidas solo le tomara unos minutos a la semana, también podría incluir hacer una lista de ingredientes y

recetas. Debes tomar en cuenta que la mayoría de la comida saludable suele ser orgánica, por lo que significa que puede caducar más rápido que los alimentos procesados, así que junto a su lista le aconsejamos anotar las fechas de expiración.

Si no tiene tanto tiempo libre para planificar y preparar sus comidas para la semana, podría revisar las comidas preparadas del supermercado u otros lugares con opciones saludables.

1. **Haga espacio para los eventos imprevistos.** Recuerde no restringirse demasiado con tal de no perder su camino hacia su nuevo estilo de vida. Esto incluye que sus relaciones sociales no se vean afectadas, así que no debe cancelar esa cena con los amigos. Son improvistos con los que se puede encontrar a menudo. Mientras tenga en mente que al regresar a casa seguirá con sus comidas planificadas y actividad física, entonces estará bien.

2. **Intente preparar sus comidas incluyendo ingredientes de todos los grupos alimenticios.** Asegúrese de incluir vegetales, proteínas, cereales, semillas e incluso algo de grasa vegetal o animal en cada una de sus comidas o durante el día, siempre y

cuando todo sea balanceado. Si deja de lado por completo algún tipo de comida, corre el riesgo de que empezara a desear comer eso en específico. Si ha identificado alimentos que puedan desencadenar un episodio de *Bingeing* no hay problema en aislarlo por completo. Si se encuentra confuso de lo que debe incluir en cada plato, le recomendamos dividirlo en tres partes. Mientras tanto, incluya un tercio de cereales, un tercio de proteína y un tercio de vegetales.

3. **Cuando se encuentre en duda, apúntelo.** Durante el proceso de sanación del *Binge Eating Disorder*, puede ser un reto diferenciar cuando es que tiene apetito causado por emociones y cuando se encuentra realmente hambriento. Para despejar su mente, puede anotar cómo se siente junto con lo que haya comida o tenga antojo de comer. De esta manera, será capaz de identificar apropiadamente cuando el hambre sea emocional o físico.

4. **Coma cada tres o cuatro horas.** Esta manera de consumo puede ayudar a su cuerpo a incrementar su capacidad para metabolizar sus alimentos. otra ventaja de este tipo de espacio entre sus alimentos es enseñarle a su cuerpo a identificar si se encuentra hambriento o si está satisfecho. No es

recomendable planear seis comidas pequeñas al día, ya que sentirá culpa si llegara a consumir más alimento. Lo mejor es planear tres comidas balanceadas al día con dos snacks saludables entre ellas.

10

Los efectos emocionales de la ingesta compulsiva

COMO HEMOS MENCIONADO ANTES, otro nombre por el cual se le conoce a la alimentación compulsiva es ingesta emocional, debido a que somos más propensas a comer demás por causas ligadas a nuestras emociones. Posterior al episodio de *Bingeing* nos acompañaran otras emociones una vez que hemos terminado. Estas emociones podrían incluir, pena, vergüenza, culpa, porque permitimos que sucediera de nuevo. Los efectos emocionales tienden a ser las mismas emociones generales para la mayoría de personas que padecen el *BED*. Sin embargo, cada persona es diferente, así que pueden variar las emociones.

No importa las emociones que se presenten después de sufrir un episodio de alimentación compulsiva, son las causantes de mantener el ciclo activo.

• • •

Uno de los más grandes éxitos que pueden obtener al trabajar en superar el *BED* es detener ese ciclo.

Si este ciclo no se detiene, cada uno de los pasos avanzados no servirá de nada, pues el ciclo hará que volvamos a viejos hábitos una y otra vez. Los ciclos normalmente tienen un poder profundo sobre la individualidad de las personas, y eso hace que sea tan difícil romperlos. Es por ello que es importante comprender que tan vicioso es el ciclo para que, una vez que lo haya vencido, pueda sentirse pleno y orgulloso de sí mismo. Alcanzar esta meta puede ser una de las tareas más difíciles, por lo que debe celebrar este tipo de logro, en especial si ha vivido mucho tiempo con este hábito. Para comenzar a romper el ciclo puede iniciar con identificar los efectos emociones que surgen de comer compulsivamente.

Las náuseas son bastante seguras cuando se come compulsivamente, pues es una advertencia que nos da nuestro cuerpo para decirnos que hemos comido demasiado o muy rápido, y que se está esforzando mucho por procesar todas esas calorías ingeridas.

Definitivamente sentir nauseas no es algo placentero para nadie. Incluso si no ha tenido ningún otro síntomas, como el dolor de una infección estomacal o un resfriada, las náuseas pueden hacernos sentir más miserables de lo que ya nos hemos sentido. Cuando se sienten las náuseas, algunas personas preferirán recostarse debido a la lentitud y malestar que sienten.

Estos efectos de la náusea contribuyen al círculo vicioso en el que se basa el *Bingeing*.

Porque nos hace mucho más conscientes de lo que acabamos de hacer, lo que puede traer consigo emociones negativas que finalmente pueden provocar un nuevo episodio de ingesta emocional.

Ya que hablamos de las emociones, la más común de todas durante un episodio de alimentación compulsiva es la culpa.

Cuando comenzamos a sentir culpa de nuestras acciones, dejamos que las emociones negativas se apoderen de nuestros pensamientos. Por ejemplo, comenzamos a sentirnos mal por lo que acabamos de hacer y nos preguntamos cómo fuimos capaces de caer de nuevo. Empezamos a castigarnos por no haberlo hecho mejor que la última vez.

· · ·

Al sentir culpa por su ingesta emocional, se está comenzando a sabotear a sí mismo, por lo que sus emociones son golpeadas de manera innecesaria. Esto lo llevara a disminuir sus niveles de autoestima, lo que hará persistir el círculo vicioso del *Bingeing*, ya que refuerza la idea de su incapacidad de superar su situación por sentirse insuficiente para poder hacerlo.

Los efectos emociones que nos mantiene en el ciclo de la alimentación compulsiva son la vergüenza, la humillación y la pena. Todas estas emociones se asemejan a la culpa, pues mantienen la valoración de nosotros mismos en la negatividad, teniendo consecuencias en nuestra salud mental y físico. Si comienza a sentirse avergonzado por su episodio compulsivo, eventualmente comenzara sentir pena por su cuerpo.

De inmediato, comenzara a preocuparse excesivamente por la manera en que los demás personas lo ven. Será duro consigo mismo, empezando por juzgarse como una persona obesa y desagradable, y sentirá que los demás piensan lo mismo.

Se ha comprobado que la alimentación compulsiva nos puede llevar a un aumento de peso, y su usted está lidiando con el *BED*, seguramente ya sabe de esto y lo ha experimentado. Es esta autopercepción del cuerpo lo que hace mantener activo el ciclo indeseable, lo que pueden agravarse por desarrollar otros desórdenes alimenticios, como la anorexia o la bulimia, soluciones nada saludables a la preocupación por perder peso como contrapeso a la ingesta excesiva de alimentos.

La aceptación tiene un principio doloroso para la persona que lo padece, puesto al aceptar que tiene un desorden alimenticio puede sentir mucha vergüenza. Suelen sentirse apenados porque debieron notarlo antes de desarrollarlo en primer lugar.

La alimentación suele ser parte de la educación primaria, por lo que al ser algo que nos inculcan desde pequeños sentimos que hemos fallado y que siempre estuvimos advertidos, pero aun así hemos caído. La vergüenza viene por pensar que pudimos evitar todo por lo que estamos pasando ahora.

Otro efecto emocional común relacionado con la ingesta emocional es la depresión, lo que puede llevar a episodios más prolongados, graves y problemáticos.

Antes de entrar al tema de la depresión como un efecto del este desorden alimenticio, debe saber que si se ha sentido tan mal que ha pensado en lastimarse a sí mismo o en terminar con su vida, es de vital importancia que BUSQUE AYUDA DE INMEDIATO. Sí, es un tema delicado para muchas personas, pero déjame decirte que observes a tu alrededor con detenimiento para darse cuenta que eres importante para muchas personas. Sus padres, hermanos, amigos, compañeros de clase o trabajo, gente de su comunidad le precian y le quieren junto a ellos. Su vida es una luz brillante que puede crecer y compartir con la vida de los demás. Si no está seguro de dónde empezar, puede llamar a cualquier línea de prevención de suicidio activa las 24 horas de cada día de la semana durante todo el año. También puede ir a una sala de urgencias, donde un doctor podrá orientarle. Si es usted estudiante, la oficina del consejero institucional puede ser un buen punto de inicio.

Recuerde que no está solo y no tiene por qué pasar por este proceso así. Llama a un amigo o familiar. Seguramente ellos también querrán ayudarle de algún modo. Simplemente, no se rinda, por ningún motivo.

La depresión se desencadena como un efecto emocional de la ingesta excesiva debido al trato negativo que nos damos. Entre más dañinos sean los juicios contra nuestra autoestima, la depresión será más propensa a aparecer. El dialogo interno debe ser en calma y con comprensión, para comenzar a creer en nosotros mismos y en otras personas. Hasta que no seamos amables y compasivos con nosotros mismos, no sentiremos que ocurren cosas positivas para nosotros.

Debemos aclarar la diferencia entre la depresión y la tristeza.

Mientras que la tristeza dura apenas unas horas o un par de días, la depresión puede durar mucho más tiempo por ser una emoción más fuerte. Por otro lado, también existe una diferencia entre una depresión clínica, para la cual se necesita un tratamiento psiquiátrico para superarla, a diferencia a una depresión que dura y perjudica menos. Sin embargo, es importante pedir y recibir ayuda a cualquier tipo de depresión que se presente en cuanto detectemos los primeros síntomas. Todo puede mejorar. No permita que controle su vida.

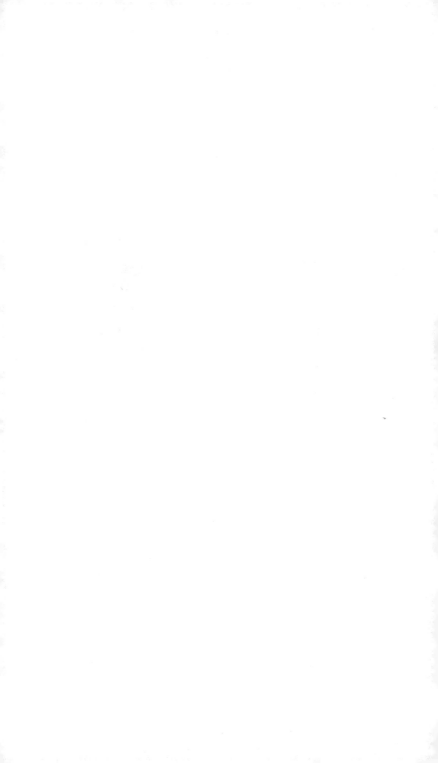

11

Estrategias efectivas para terminar con el bingeing

1. Obtenga el tipo de ayuda correcta

SOLICITAR ayuda para poder vencer el *BED* tarde o temprano involucrara hablar con algún profesional en la salud. Algo que se necesita para tratar el Desorden de Alimentación Compulsiva es ser formalmente diagnosticado. Una vez que haya sido diagnosticado puede solicitar ayuda gracias a su seguro médico –en caso de haber solicitado uno-. Recuerde que esta condición alimenticia es ahora considerada un trastorno de la salud con un componente psicológico.

Por lo mismo, el *BED* normalmente requiere de una evaluación psicológica. La cual consiste en responder diversas preguntas sobre sus hábitos alimenticios. Además, existe la posibilidad de que también requiera estudios subsecuentes para determinar si el *Binge Eating Disorder* ha causado ya algún daño en su cuerpo. Estas evaluaciones podrían incluir signo de estrés, presión arterial alta, diabetes, problemas de sueño y colesterol alta.

Con el paso del tiempo, se han establecido ciertos instrumentos y cuestionarios de evaluación para manejar la conducta alimentaria de los pacientes con *BED*, cada instrumento tiene un objetivo en específico pero la intención general es conocer más de cada caso y darle el tratamiento adecuado. Estos son los instrumentos más conocidos:

- *The Questionnaire of eating and weight patterns* (por su traducción en español "Cuestionario de Patrones de Alimentación y Peso). Es utilizado para clasifica el *BED* y la bulimia nerviosa en purgativa o no purgativa.
- *The Binge Eating Scale* (por su traducción en español "La Escala de Comer Compulsivamente"). Esta evaluación divide a los pacientes según la existencia de atracos (moderados o severos) o incluso la ausencia de los mismos, basándose en la puntuación de la escala preestablecida.
- *The Eatin Disorder Inventory* (por su traducción en español "El Inventario de los Trastornos de Alimentación"). Se enfoca en medir las características clínicas de la anorexia y la bulimia nerviosa y la severidad de los

atracones en población con problemas de
sobrepeso y obesidad.

- *The Three-Factor Eating Questionnaire* (por su
  traducción en español "El cuestionario sobre
  la alimentación de tres factores"). Este
  cuestionario mide restricción, desinhibición y
  sensación de hambre de la persona a la hora
  de la comida.

- *The Eating Disorder Examination* (por su
  traducción en español "El examen de los
  trastornos alimenticios"). Esta evaluación
  valora psicopatología y comportamientos
  específicos de los trastornos alimenticios como
  el *BED*. Estudia la restricción, la sobre ingesta,
  la preocupación por la imagen corporal y
  comida.

Otros estudios comunes cuando se es diagnosticado
con *BED* son las pruebas de orina y de química sanguínea, pruebas de esfuerzo e incluso pruebas de sueño. Una
vez que se haya determinado su estado de salud podrá
iniciar el tratamiento con el objetivo de identificar las
raíces que causan su desorden para ponerles fin.

Es posible, que necesite terapia psicológica, ya sea indivi-
dual o grupal. Usualmente la terapia para un paciente de
BED es conversacional-conductual. La terapia con este
enfoque le puede ayudar a aprender habilidades que le

permitan lidiar con el estrés, las emociones y relacionarse mejor con las personas a su alrededor.

La terapia cognitivo-conductual (CBT por sus siglas en inglés: *Cognitive Behavioral Therapy*) le ayudaría a controlar mejor las situaciones que le causan estrés y posteriormente desencadenan el *Bingeing*. De igual manera, le ayudara a comprender mejor los detonadores para que pueda sobreponerse a ellos con más facilidad.

La psicoterapia interpersonal puede ayudarle a tener mejores relaciones con la gente a su alrededor. Especialmente si uno de los factores de estrés que ha detonado la alimentación compulsiva se debe a un ineficiente trato con otras personas.

Esta terapia podrá ayudarle a mejorar sus habilidades de comunicación y relacionarse de maneras más sanas con los demás.

Algunos especialistas de la salud podrían ofrecerle medicación y programas de pérdida de peso que le ayuden a sobrellevar el *Bingeing*. Es importante tomar en cuenta que sus necesidades vayan de acuerdo al tratamiento.

1. Evite hacer dietas

En este apartado nos referimos a las dietas no recomendadas por algún médico, como aquellas que se ponen en moda y que puede sacar de un blog de internet. Actualmente existe una preposición al riesgo de intentar métodos de pérdida de peso que puede resultar un riesgo para la salud y que no toman en cuenta grupos de alimentos importantes. Antes de seguir alguna dieta consulte a un profesional en el tema, no siga recomendaciones de internet, celebridades o revistas.

Ese tipo de dietas podrían retirar alimentos que solía consumir con regularidad. A pesar de que parte de la recuperación involucra cambiar nuestra dieta alimenticia, ciertos estudios han comprobado que las dietas basadas en la restricción de hecho contribuyen a la alimentación compulsiva por crear prohibiciones que se convierten en antojos irresistibles.

Además, la mayoría de estas dietas prohibitivas se enfocan únicamente en perder peso con rapidez.

Esta clase de extremismos nunca es saludable. En vez de eso, lo recomendable es hacer cambios paulatinos su dieta al añadir comidas saludables y balanceadas en todos los grupos de alimentos: granos enteros, fruta y verdura fresca, fuentes de fibra y proteínas. Cada una de estas partes es importante para una dieta saludable. Acudir por el consejo de un médico y otros profesionales en el tema puede ayudarle. Es mejor que sea lento, pero seguro.

Algunas personas optan por consultar primero con un nutriólogo antes de ceñirse a una dieta, para que sus cambios sean supervisados con seguridad y acompañamiento.

2. No se salte comidas

Una de las respuestas que parece rápida y fácil para interferir en el desarrollo del *BED* es omitir algunas comidas durante el día. Esta idea puede surgir debido a la culpa que siente la persona después de un episodio. Sin embargo, lo mejor sería establecer horarios de comida de acuerdo a un plan y apegarse a ellos.

De hecho, evitar comer puede salir contraproducente porque lo puede hacer más vulnerable a las tentaciones. Buscará más comidas placenteras y contribuirá a que sus niveles de hambre física y emocional colisionen.

3.Entienda las formas en que su cerebro le engaña

Cuando se trata la adicción a alguna sustancia lo primero que se hace es cortar la raíz de su consumo, pero con el *Bingeing* esto no puede suceder porque significaría dejar de comer en lo absoluto, lo cual es completamente imposible.

Descubra en como su cerebro le convence de querer encontrar confort en la comida cuando está pasando un momento de estrés. Una vez que tome consciencia sobre las cosas que le hacen desear comer más estará mejor preparado para preguntarse por la razón que realmente le motiva a comer.

Esto no podrá realizarlo a la primera, requiere práctica y probablemente implique el acompañamiento de su doctor o terapeuta. Tenga en mente que al identificar las cosas que le hacen buscar consuelo en la comida también está modificando su mentalidad respecto a sus hábitos alimenticios. Tener un pensamiento activo sobre lo que come y sobre lo necesario de hacer pequeños cambios eventualmente condicionara su cerebro para tomar control sobre su vida, sus emociones y sus hábitos de alimentación lejos de la compulsión.

4. Truquee el menú de los restaurantes

¿Recuerdas aquellos eventos inesperados de los que hablábamos? Estos pueden ser un obstáculo para darle fin al ciclo negativo de la alimentación compulsiva. Durante su recuperación al *BED* podría encontrarse a usted mismo en algún restaurant. Los motivos pueden ser por asuntos laborales o la celebración de un cumpleaños de alguien cercano. Un compañero, un amigo o un miembro de la familia puede llevarlo a alguno como invitación, o pueden suceder diversidad de escenarios.

Recuerde que el enemigo no es la comida. Durante el *Bingeing*, son nuestras actitudes lo que pueden desencadenar el caos en nuestra recuperación ¿Qué es lo que podemos hacer?

¡Mantente informado! Puedes leer sobre la psicología que utilizan los restaurantes para incentivar el hambre, así como la paleta de colores, que incluyen el rojo y el amarillo, esto ha sido comprobado por especialistas.

Antes de ordenar, piense con su estómago y no con sus emociones o por exigencia psicológica del restaurante.

Recuerde que la privación de los alimentos que realmente les gusta podría ser contraproducente y dificultar su recuperación. Si visita un restaurante, no sea tan duro consigo mismo.

. . .

Aunque tampoco se trata de romper todas las reglas, algunas cosas deben permanecer bajo control. Si tiene le opción de elegir el lugar, opte por uno más saludable, y también un lugar que le haga sentir cómodo para evitar cualquier tipo de estrés que le lleve a comer compulsivamente.

5. Encuentre un grupo de apoyo

Reconocer un desorden alimenticio puede representar un reto y pedir ayudar puede resultar doblemente difícil. Lamentablemente no todas las personas son empáticas sobre el tema de este trastorno, esto en su mayoría sucede por la ignorancia de los desórdenes alimenticios, incluso la anorexia y la bulimia.

No obstante, según un análisis del 2014 sobre el *BED* indica que incluir una red de apoyo durante el tratamiento puede traer muchos beneficios a la recuperación. Esto incluye buscar apoyo de amigos, colegas, miembros de una comunidad de fe, vecino, familiar y compañeros íntimos.

Si las personas no tienen la apertura de comprender una relación poco saludable con algo tan ubicuo y necesario como la comida, resultara complicado buscar apoyo en alguien así durante la recuperación. Seleccionar un grupo que funcione como red de apoyo durante la recuperación, no solamente tendrá beneficios para ti, sino que ambas partes se pueden beneficiar, y su relación con aquellas personas que forman parte de tu travesía hacia el bienestar podría mejorar significativamente.

6. Beba agua con frecuencia

Usualmente los blogs de dieta y expertos en la salud recomiendan tomar agua con frecuencia para perder peso. Sin embargo, creemos que esta motivación para estar hidratado debe olvidarse si la relación con su cuerpo ya es bastante complicada. Lo que necesita saber es que beber dos litros de agua al día puede ayudarle a quemar más calorías, pero eso es algo meramente técnico.

Ponga atención en los otros beneficios le traerá beber agua con frecuencia. Mantener el cuerpo hidratado puede prevenir enfermedades como cálculos renales, los que fácilmente pueden formarse por falta de agua en el cuerpo.

De igual manera, mantenerse hidratado el estreñimiento y otros malestares digestivos.

Tomar agua también ayuda a prevenir dolores de cabeza. La deshidratación puede a llegar a provocar fuertes jaquecas, aunado al estrés con el que lidia todos los días.

Sin embargo, debe tener en cuenta que cada dolor que manifieste su cuerpo podrá significar algo.

Si toma alcohol, beber mucha agua entre tragos puede prevenir la resaca, debido a que el alcohol tiende a deshidratar el cuerpo. Según algunos estudios, los cambios de humor pueden ser provocados por una leve deshidratación. Entonces, tomar esos dos litros de agua al día puede beneficiar en su estado de ánimo.

7. Elabore un diario alimenticio

Se recomienda ampliamente llevar un registro sobre sus alimentos en un diario debido a que resulta ser la mejor herramienta para quien quiere lograr sus metas en torno a la comida.

Este diario es completamente libre y puedes incluir muchas cosas cuando comiences a registrar tu recorrido. Especialistas recomiendan incluir un registro de tu estado de ánimo acompañando la bitácora de tus hábitos alimenticios. Llevar un diario de tu alimentación también puede ayudar a recordar lo que se ha consumido durante el día o la semana.

. . .

El *Bingeing* también involucra comer de manera distraída, así que registrar el tiempo y contenido de lo que consume puede ralentizar la ingesta que, a veces, es desmedida.

Otro beneficio de llevar un diario alimenticio, es que podrá hacerlo sin juzgarse a sí mismo. Su meta no debe ser mantener una dieta restringida, contar calorías o llegar a reducir tallas extra chicas. Todo eso podría ser después, y con tiempo, si eso es algo que lo hará feliz. Tener registro simultáneo de sus emociones le ayudara a identificar futuros detonadores.

Algunos estudios han demostrado que usar esta herramienta tan simple realmente ayuda a terminar con el *BED*. No importa el formato, puede irse por lo tradicional de hoja de papel y pluma o utilizar alguna aplicación en sus dispositivos digitales.

8. Conviértase en voluntario

El *Bingeing* y la culpa que lo acompaña pueden drenar las buenas sensaciones sobre una variedad de cosas. Entonces, ¿cómo es que participar en voluntariados puede ayudarme? Por un lado, podrá vincularlo con algo que le importa genuinamente y que no tiene nada que ver con la comida. Y por otro, lo más importante, es que podrá reclamar su vida de vuelta y su tiempo al proporcionar motivos para ayudar a otras personas.

Muchos programas enfocados a ayudar a personas con desórdenes alimenticios recomiendan y reconocen los beneficios que trae el voluntariado en la recuperación. Las personas que luchan en recuperarse del *BED* pueden llegar a sentirse desesperanzados y eventualmente deprimirse, lo que hace al voluntariado una forma saludable de combatir estos problemas al dotar la vida de sentido y compromiso.

El voluntariado puede enseñarles nuevas habilidades, compartir pasiones e incluso crear nuevos lazos de amistad. Algunas investigaciones han demostrado que participar en voluntariado puede ayudar a recuperar un sentido de empatía, por lo que puede contribuir a mejorar relaciones humanas en varios espacios. Existen gran cantidad de organizaciones que aceptan a voluntarios con frecuencia. Así que puede tomarse el tiempo de explorar hasta encontrar una causa que quiera apoyar.

9. Intente ver películas o programas de televisión sin botanas

Harvard Medical School, realizo un estudio en marzo de 2013, donde revelaba en como la distracción puede llevar a una alimentación compulsiva. Especialmente, si se encuentra haciendo varias tareas a la vez, esto puede incrementar el riesgo de ignorar sus patrones alimenticios.

El estudio ha demostrado que es causado debido a que la atención y la memoria pueden tener un impacto sobre las decisiones alimenticias. El cerebro tarda unos veinte minutos en recibir la señal de satisfacción después de haber terminado de comer.

Es por eso que comer muy rápido puede llegar a una ingesta que rebase su capacidad natural, y es más probable aumentar la velocidad de comer sí está prestando atención a algo diferente y no a su consumo.

Estar distraído hace que la comida no esté siendo almacenada en nuestra memoria. Si su cerebro no recuerda que recién ha comido, simplemente no tendrá registro de sus hábitos. Sin que nos demos cuenta, podríamos estar abierto las puertas hacia una alimentación compulsiva.

12

¿Sufre de ingesta emocional?

ACTUALMENTE ESTAMOS en un momento de la historia en donde gran parte de la población padece de sobrepeso y obesidad. Esto va en incremento en todo el mundo. La gente aumenta de peso con más velocidad que antes. Lo que nos lleva a preguntarnos ¿por qué? ¿Cuál es la causa de que las personas aumenten de peso?

La respuesta más lógica sería señalar a la comida chatarra. Ahora existen más empresas internacionales que crean alimentos poco saludables para el consumo. Además, ahora es mucho más accesible, gracias a nuestro Smartphone es posible ordenar un festín prácticamente en cualquier restaurante por menos de 100 pesos. Sin embargo, seguramente estaremos consumiendo mínimo 1600 calorías. La comida chatarra no es más que alimentos procesados, alterado de su estado natural.

. . .

Estas comidas, por el modo en que son tratadas, pueden contener pesticidas, conservadores y saborizantes extraños, azúcares, sales, condimentos y todo tipo de cosas que son dañinas para nuestra salud.

Los alimentos procesados pueden hacerle sentir de una forma no-natural. A lo que nos referimos es que, pueden provocar síntomas como el estrés, ansiedad, irritación e incluso ritmo cardiaco acelerado, entre otros.

Aunque estos síntomas pueden ser provocados por otras circunstancias de la vida, incluyendo causas naturales como una desafortunada genética, al ser causa de una alimentación no saludable se vuelven completamente anormales.

Actualmente sabemos que muchas enfermedades son provocadas por la comida chatarra. Incluso ciertos gobiernos han tomado medidas en el asunto como suprimir la distribución de ciertos alimentos. Sin embargo, esto ha sido difícil de controlar y muchas comidas siguen disponibles para el público en general.

. . .

El ciudadano promedio ha naturalizado ver este tipo de alimentos cuando hace las compras en el supermercado.

Alimentos como galletas, pasteles, pizza y frituras, incluso sabiendo que son perjudiciales para la salud. Sin importar muchos, la mayoría de las personas sigue consumiendo esos alimentos. La gran pregunta aquí es ¿por qué hacemos esto?

La razón real se relaciona con el estrés más que con cualquier otro factor. En una sociedad moderna, el estrés es un compañero del día al día. Vivimos constantemente preocupados por cumplir con nuestras tareas, cuidar de la gente que queremos y muchas pero muchas otras cosas más. Podemos pasar días sin tomar un tiempo libre para relajarnos.

Las personas bajo mucho estrés tienden a desarrollar malos hábitos alimenticios para aliviar la tensión. Y el hábito más común que se suele adoptar en su vida cotidiana es el de una alimentación con base en comida chatarra. Lo que la mayoría desconoce es que los químicos y aditivos en la comida chatarra pueden elevar los síntomas de estrés. Así que en vez de ayudarnos, simplemente nos perjudica más.

· · ·

Manifestaciones psíquicas

Para saber con seguridad si estamos padeciendo o si alguien a nuestro alrededor está lidiando con ingesta emocional, es importante estar atentos a las siguientes manifestaciones en el comportamiento de la persona.

- En algunos casos, cuando un defecto es muy visible, la persona que padece un trastorno alimenticio tiende a justificar todos los acontecimientos negativos que le suceden como consecuencia de este defecto. Por ello, las personas que lidian con el *BED* tienden a atribuir cualquier fracaso a su exceso de peso. De esta manera, sus relaciones sociales pueden estar muy limitadas, teniendo un círculo de amigos muy escaso y con el pensamiento constante de que no es fácil vivir en una sociedad en donde se rechazan los cuerpos "gordos".
- Las personas con *BED* suelen ser más impulsivas respecto a sus sentimientos, conductas y actitudes, les resulta más difícil poder contener todo eso.
- Debido a sus continuos fracasos que tiene en sus intentos por adelgazar, las personas que ocultan un trastorno alimenticio, pueden manifestar síntomas de depresión y/o

ansiedad. Ambos trastornos mentales suelen ser comunes en los pacientes con el trastorno alimenticio compulsivo.

- Obsesión con el peso y la imagen corporal. Las personas muestran demasiado interés en cómo se ven, usualmente teniendo una auto concepción negativa de sí mismos y admirando cuerpos ajenos que son considerados ideales dentro de la sociedad. Incluso pueden a llegar a ser demasiado críticos con los cuerpos de los personas a su alrededor.

Para comprender mejor lo que es una ingesta emocional, debe aprender a diferenciarla con una alimentación normal.

Por ejemplo, si está siguiendo una dieta estricta y tiene el control de lo que puede o no comer, entonces se puede decir que lleva una alimentación regulada, normal.

En cambio, cuando la mayor razón de consumir alimentos es para liberar estrés y ansiedad que se puedan estar viviendo, entonces es una ingesta emocional.

· · ·

Incluso alguien que se encuentra apegado a una dieta en específico puede llegar a desarrollar una ingesta emocional en un momento de mucho estrés. Ese es el reto al que nos debemos enfrentar.

Entonces, ¿cómo podemos trabajar en la disciplina para controlar la alimentación incluso bajo situaciones de estrés? Lo primero que se recomienda hacer es alejarnos de toda comida que no es saludable.

Esto quiere decir dejar de comprar comida chatarra en el supermercado o en el puesto de la esquina. Convierta su cocina en una despenda solamente nutritiva. Ahora en vez de comer dulces o frituras como su antojo vespertino, elegirá una fruta porque eso es lo que hay en su casa, lo que le traerá más beneficios de los que imagina.

En el caso que se encuentre lejos de casa la mayor parte de su día, como en la oficina del trabajo, entonces puede que haya máquinas expendedoras que lo motiven a consumir comida chatarra. Lo que resulta ser un obstáculo durante un periodo de mucho estrés.

Lo bueno es que esto tiene solución y existen algunos alimentos saludables que puede cargar consigo para limitar esos deseos de consumir comida chatarra para aliviar la tensión. A continuación, le presentaremos algunas opciones:

- Aguacate: esta es una fruta rica en ácido fólico y vitamina B6. Sus nutrientes han sido probados científicamente para reducir el estrés ayudando al correcto funcionamiento del sistema nervioso. También contiene potasio, que ayuda a regular la presión arterial.

- Salmón: Gracias a sus altos niveles en ácidos grasos Omega-3, pueden mejorar su ánimo. También mantendrán su corazón fuerte, especialmente si sus niveles de cortisol son elevados. Esta hormona del estrés se libera cuando se está bajo presión y puede causar daño a su corazón si se mantiene en índices elevados. El Omega-3 puede prevenir todo esto.

- Brócoli: Gran fuente de vitamina C, este vegetal es responsable de fortalecer el sistema inmunológico. Cuando siente estrés y ansiedad, su sistema inmune puede verse aletargado. Incluso le hará más propenso a resfriarse y a otras enfermedades.

- Almendras: Este fruto tiene un alto nivel de magnesio, mineral que reduce los niveles de cortisol. El magnesio calmará su sistema nervioso cuando empiece a sentirse agotado por el estrés. Incluso logrará un mejor sueño como resultado de su ingesta, lo que iniciará una cadena de bienestar.

Estos cuatro alimentos deben estar presentes en sus comidas y en sus aperitivos siempre que sea posible, ya sea en el trabajo, la escuela o en su hogar. Además, tiene dos opciones que son fáciles de transportar y no necesitan cocinarse. Mientras que el salmón y el brócoli, puede cocinarlos a la plancha o al vapor para transportarlos en un recipiente.

Cada vez que se sienta estresado durante el día, en vez de ir a la máquina expendedora de su trabajo, mejor consuma alguno de estos cuatro alimentos. No necesariamente debe consumir una porción de todos ellos, aunque tampoco eso sería malo para su salud. Pero si no cuenta mucho tiempo libre para preparar sus snacks entonces las almendras podrían su mejor aliado.

. . .

Las almendras al ser alimentos secos son mucho más fáciles de transportar y consumir desde la comodidad de su oficina. Además, al disminuir sus niveles de cortisol, pueden ayudar significativamente a controlar su estrés.

Puede explorar que otras opciones tiene para snacks, no necesariamente deben ser estos cuatro alimentos, sino puede ver que frutas o vegetales son recomendables, siempre y cuando no se sature de ellos. Recuerde mantenerse distanciado de las comidas procesadas, ya que podrían revertir los efectos benéficos que estos alimentos saludables le han proporcionado a su cuerpo.

Con el tiempo empezara a desarrollar un hábito de control sobre su estado de ánimo a través de una alimentación sana cada vez que sienta estrés. Al principio podría parecer complicado pero luego se volverá parte de su rutina lo que significa que su mal hábito ha quedado atrás.

13

Las emociones están conectadas a sus hábitos alimenticios

Cada persona que se encuentra lidiando con un desorden alimenticio tiene una razón detrás de su hábito. La mayoría de las personas se encuentran motivadas por sus emociones sin siquiera notarlo. Después de todo, comer es una combinación de placer y satisfacción de necesidades. Si estas dos cosas no suceden simultáneamente, entonces quiere decir que una está sustituyendo a la otra. Si no encuentra un motivo para comer, entonces estará correspondiendo a su necesidad fisiológica de hacerlo. El cuerpo necesita toda la energía para realizar sus funciones normales y compensar cualquier otro esfuerzo.

Asimismo, si usted no tiene apetito, pero no puede resistir comer, entonces se verá motivado por el placer que le causa. Esto es lo que se conoce como ingesta emocional: comer no como una respuesta a sus necesidad fisiológicas sino porque le hacer sentir bien de alguna forma. Ese deseo por sentirse bien puede ser provocado por un sinfín de razones, en su mayoría negativas.

Los hábitos alimenticios de la mayoría de las personas se encuentran condicionados por como la comida puede afectar sus cuerpos. Esto suele ser más recurrentes entre personas con sobrepeso o aquellas que son muy delgadas. Para el segundo caso, recurrirán a ingerir grandes cantidades de comida —especialmente comida chatarra— siguiendo la lógica de que eso les hará incrementar de tallas. Mientras tanto, las personas con sobrepeso intentaran comer lo menos posible con la esperanza de reducir de talla. Sin embargo, en ambos casos estarán perjudicando su estado de salud debido a la inseguridad y la inconformidad con sus propios cuerpos. Si comenzamos a menospreciar nuestra apariencia, nuestra actitud hacia la comida se verá afectada por los resultados físicos más que por los beneficios de salud que podríamos obtener. Lo mejor que podemos hacer es aceptar nuestro físico tal y como es. Aspirar a un tipo de cuerpo que consideramos ideal únicamente nos podrá una presión innecesaria sobre nuestra alimentación. La opinión de los demás sobre nuestro cuerpo no debe de importar, únicamente lo podemos permitir si esta persona nos ayuda a sentirnos mejor con nosotros mismos.

. . .

Vivimos en una sociedad en donde hemos normalizado que todos opinen sobre nuestro físico, así como nosotros pensamos que es correcto hacerlo de vuelta. Sin embargo, lo mejor es solo tomar en cuenta aquellas opiniones que nos ayuden a construir una mejor confianza.

Otro factor que influye en desarrollar extraños hábitos alimenticios son el estrés y la ansiedad, pueden generar ingestas excesivas o dietas restrictivas. Esto sucede cuando no lidiamos de manera saludable con el estrés.

Comer cada vez que sentimos estrés tiene el mismo efecto que consumir alcohol. Puede consumir toda la comida que prefiere, pero una vez que los alimentos sean digeridos, el estrés o ansiedad seguirán presentes, incluso con mayor intensidad que antes. Usualmente aquella comida que se consume para lidiar con estrés suele ser comida poco o nada saludable. Una observación cuidadosa de estos hábitos mostrará que la mayoría de los alimentos consumidos son comida altamente procesada, y que la alimentación en sí misma es irregular.

Por el otro lado, otro hábito alimenticio relacionado con el estrés es comer menos de lo requerido o pasar hambre voluntariamente. Esto es sumamente problemático desde un principio. No únicamente está perjudicando su bienestar físico, sino que puede aumentar sus niveles de estrés y ansiedad. Si hace esto, caerá en un ciclo vicioso de periodos de ayuno, episodios de *Bingeing* y estrés intenso.

A simple vista, la emoción parece ser alguno bueno por experimentar. Pero como hemos dicho en este libro, todo en exceso resulta ser perjudicial. ¿Se ha olvidado de alguna comida por sentir tanta emoción por recibir una buena noticia? ¿Suele estar tan concentrado en un artículo que se olvida de comer? Si esto le ha sucedido, puede ser que esté desarrollando un desorden alimenticio, uno donde las emociones toman el control de sus hábitos. La mejor manera de lidiar con esto es tomarse el tiempo de controlar esa emoción antes de comenzar a comer compulsivamente. Si su emoción es de esas que les hace olvidar sus comidas, entonces realice un horario de todas ellas y sea disciplinado con cumplirlo.

Si en algún momento no tiene más opción que desviarse de su horario, siempre intente compensar o volver a él tan pronto como pueda. La clave aquí es mantener un patrón de alimentación regular independiente de su humor.

Este aspecto representa todo un reto, especialmente para aquellos que siguen una dieta específica. En algunas dietas, las limitaciones en los tipos de alimentos disponibles pueden ser demasiado exigentes. Este suele ser un detonador para que alguien comience a comer compulsivamente. Pero aquí pensamos que un grupo de alimentos que sea motivo de nuestros antojos puede ser sustituido por otro en un grupo más saludable. Si se siente privado, por ejemplo, de un tipo de cereal que le gusta mucho por causa de la dieta, recuerde que hay muchos otros cereales disponibles. Los deseos pueden ser desviados al encontrar reemplazos.

En el caso de que nos cueste combatir el deseo a un alimento en específico, entonces puede recurrir a algunos juegos mentales para ese deseo. Puede intentar incluir ese alimento en algunas de sus comidas, únicamente si es de una manera muy regulada. La regulación de un alimento puede ser comprar una barra de chocolate, en caso de que se le antoje demasiado este alimento. Y la idea es que esa barra de chocolate le dure el más tiempo posible, quizá comienzo solo uno o dos cuadritos de la tableta por día. Esto podría servir como un incentivo de comer el resto de su comida con más satisfacción, especialmente porque todo se encuentra bajo su control. Regular su antojo de esta manera podrá mantenerlo en una intensidad baja por dos o tres semanas.

. . .

Sin embargo, no debemos pasar por alto que esta práctica es un poco riesgosa, es decir, en un hábito que se vuelva incontrolable. Si esta estrategia no logra desaparecer el antojo, entonces encuentra una manera más efectiva de lidiar con él. Puede decidir suprimir los pensamientos acerca de ese deseo en general a cualquier costo.

El enojo es una emoción bastante evidente de notar cuando se interpone en la regularidad de su alimentación. Puede hacer que las personas coman muy despacio o hacerle olvidar por completo que hay plato de comida frente a ellos. No importa cuál sea el caso, en ambos se está pasando por malos hábitos alimenticios. Una persona que se alimenta agresivamente tiene dos problemas: no mastica apropiadamente su comida, lo que interferirá significativamente con su digestión. De igual manera, se encuentra más susceptible a comer más dc lo que realmente necesita. Esto no solo significa un impacto negativo para su digestión, sino que también afectara sus hábitos alimenticios en general.

Si está pasando por un enojo severo, prosiga por posponer sus comidas hasta que se haya relajado. En el caso de que el problema no logra disiparse tan rápido como pensaba, intente concentrarse únicamente en su comida por un momento.

· · ·

Concéntrese en cada alimento y en cada mordida en particular. La comida puede servirle de distracción sobre su enojo, e incluso puede llegar a sentirse alegre de nuevo. Para al final de su comida, seguramente el enojo habrá desaparecido.

Esto podría influenciar en el acto mismo de alimentarse, ya que estará encontrando comodidad en comer con atención siempre que este lidiando con una emoción fuerte. Sin embargo, no decimos que el enojo sea un motivador para reprogramar sus horarios y porciones.

Otra emoción que debe monitorear en relación a su alimentación. A diferencia de otras emociones, la tristeza no es fácil de prevenir, pero lo que si podemos controlar es en cómo influye en nuestros hábitos alimenticios. El tipo de tristeza que probablemente experimentaremos más de dos ocasiones en nuestra vida es cuando perdemos a alguien que amamos. Es difícil priorizar la comida durante este estado. Sin embargo, siempre hay excepciones, por lo que se sabe de algunos casos donde la tristeza ha causado un gran apetito.

Debe saber que la comida es el remedio a muchos de nuestros males emocionales, siempre y cuando se consuma en porciones correctas y durante intervalos adecuados. Así como con el enojo, la concentración es todo lo que se necesita para no afectar su alimentación por culpa de una emoción fuerte.

Concéntrese en cómo se siente la comida en su boca. Concéntrese en el sabor de cada pequeño bocado. Sea consciente del movimiento de su boca y en como sus dientes trituran la comida. Incluso sienta en como la lengua se mueve y manipula su alimento entes de tragar. Solo disfrute su comida en cada momento del proceso.

Sin embargo, no está de sobra aplicar alguna medida preventivas para asegurarse de que su alimentación no se verá afectada por la tristeza que pueda llegar a sentir por factores externos. A la hora de comer asegúrese que se en un lugar tranquilo y sin distracciones. Los avances tecnológicos como los celulares han facilitado el flujo de información que llega a nosotros, incluyendo todo aquello que circula en las redes sociales. Si tenemos el celular cerca a la hora de la comida, un mensaje o una llamada puede ocasionar cierta inestabilidad en nosotros, especialmente si nos encontramos en un estado vulnerable, y de esta manera afectar nuestro apetito. Esta es una de las razones principales que las personas prefieren dejar el celular lejos a la hora de la comida. Con las redes sociales nunca se sabe con qué nos podemos encontrar que nos entristezca o que nos pueda recordar aquello que queremos olvidar.

Alejarnos de todo dispositivo móvil cuando comemos, no solamente evita distracciones de los hábitos alimenticios, sino que también puede prevenir información que pueda ser incomoda o dañina.

El miedo es una emoción que es capaz de dejarnos paralizados por completo, eso incluye nuestros hábitos alimenticios. Usualmente, comer es parte del tratamiento contra el miedo. Comer nos proporciona la energía necesaria para pensar adecuadamente e incluso sobreponernos a nuestros temores.

¿Pero qué pasa cuando el miedo involucra a la comida misma?

Existe una condición llamada cibofobia.

Este temor puede ser a ciertos tipos de alimentos, como aquellos que se sirven crudos. Si no se trata con cuidado, esta condición puede interferir por completo en sus hábitos alimenticios. Si ha vomitado por el simple hecho de ver ciertas comidas, puede significar que enfrenta un problema serio con su alimentación y necesita ser atendido. Existen casos de personas cuyo temor es cocinar alimentos, miedo irracional denominado mageircofobia. Esta fobia en particular puede ser muy problemático, porque se depende de otras personas para que se preparen sus alimentos. Esto significa que, si no tiene los recursos para comprar su comida preparada o contratar a alguien, puede elegir no comer en lo absoluto. Lo que conllevara a desarrollar patrones irregulares de alimentación, ya que no es la persona afectada quien tiene el control sobre sus decisiones alimenticias.

Existen personas que tienen la dificultad de comer frente a otras personas. Lo que los lleva a comer una porción mucho más pequeña de la que necesitan en realidad. Si usted está lidiando con algo así, le recomendaríamos trabajarlo de inmediato porque puede que no siempre pueda evitar comer con otras personas.

Una buena estrategia para lidiar con los problemas de autoestima a la hora de comer es intentar imaginarse que se está a solas. No queremos decir que sea una persona sin modales. Intente concentrarse en la comida, en cada mordida que dé. Sienta en como su cuerpo reacciona a los alimentos.

¿Se siente lleno o necesita un poco más? No sienta

pena de solicitar un poco más. Si se ha quedado con hambre, pida un poco más, sin llegar al exceso claro. Si se encuentra en un bufet, tome sus comidas preferidas en porciones moderadas, no importa quien este mirando. No se olvide de considerar que quede para todos. Puede ponerlo en práctica cada vez que coma en grupo, ya sea con colegas o amigos, y verá que su autoestima regulará por sí misma unos hábitos alimenticios saludables.

El trastorno por déficit de atención hiperactiva (TDAH) y el BED

Algunas personas que luchan día a día en contra del *BED* suelen tener otra dificultad que simplemente no relacionan, pensando que es punto y aparte de su trastorno de ingesta compulsiva: problemas de concentración. Cuando tienes dificultad para concentrarse sueles aburrirte de toda actividad rápido y eso te lleva a nunca terminar las tareas que inicias. Lo que puede afectar significativamente su vida cotidiana.

Algunas investigaciones han hecho énfasis en la "coincidencia" entre el *BED* y el trastorno por déficit de atención hiperactiva (TDAH). Lo que los llevo a descubrir que el TDAH está presente en un treinta por ciento de las personas que simultáneamente padecen *BED*. En términos biológicos, lo que sucede en estos casos, es una deficiencia de dopamina química en el cerebro. Esta hormona es responsable del placer que sentimos, ya sea durante las relaciones sexuales o al hacer ejercicio.

La dopamina también es necesaria para regular nuestro nivel de concentración.

Aquellas personas diagnosticadas y tratadas por TDAH suelen mediar la deficiencia de la sustancia en su cerebro por medio de medicamentos y terapia. Sin embargo, otra manera de liberar esta sustancia es por medio de *Bingeing.* Es como si se estuvieran auto medicando al recurrir a la alimentación compulsiva. Una vez que comienzan con este hábito, parar es muy difícil, debido a que ahora lo hacen como respuesta al estrés emocional, un mal día en el trabajo o simplemente cuando se sienten aburridos.

Los síntomas problemáticos del TDA pueden ser un factor importante en los pacientes con *BED.* Las personas con trastorno de déficit de atención no son buenos planeando cosas, y como resultado tienden a tener una planificación alimenticia desordenada. Usualmente las personas con el hábito de la alimentación compulsiva suelen llenar su despensa con alimentos poco o nada salu- dables. Al terminar su viaje al supermercado terminan llevando comida fáciles de preparas, altas en calorías, como hamburguesas y papas fritas. La impulsividad, es otra cosa en común entre las personas con TDA y los comedores compulsivos. Por último, la distracción se encuentra en ambas condiciones, y por eso comen por comer.

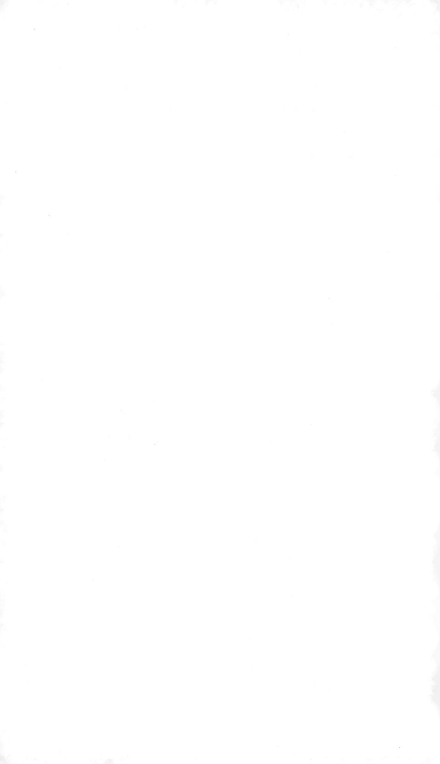

14

Las relaciones y la alimentación

LOS NIÑOS que padecen sobrepeso o un peso demasiado bajo son aquellos con prácticas alimentarias inadecuadas. Estas condiciones en las infancias parece ser algo que va en aumento hoy en día. Los hábitos alimenticios deficientes a menudo son resultado de una ingesta innecesaria de comida chatarra y un insuficiente consumo de micronutrientes. Este tipo de hábitos pueden sentar la base para otros problemas de salud, como enfermedades del corazón y el hígado, especialmente si estos hábitos alimenticios se arrastran hacia la adultez.

Puede que tus problemas alimenticios actuales se hayan originado durante tu niñez y en la forma que nos criaron, aunque no hay que culpa a la familia del todo. Por el contrario, podemos mediar nuestras relaciones adultas, por ejemplo, con nuestros familiares, para madurar emocionalmente y sobrepasar los límites que hemos venido acarreando desde muy jóvenes. La familia no solamente puede apoyar durante el proceso de cambiar sus hábitos y peso.

Si en el pasado no hablaban de los hábitos alimenticios, sea usted quien rompa el hielo y hable sobre todo su proceso con ellos, además puede pedirles ayuda si pasa un momento difícil.

Lo mejor es perdonar y sanar cualquier herida del pasado.

Ahora bien, respecto a la ingesta emocional, debemos tener en cuenta que se come por dos razones. La primera es para encontrar alivio, y la segunda razón responde a la necesidad de recuperar la energía perdida durante eventos estresantes. Sin importar el caso, usted puede encontrar otras maneras de lidiar con el estrés en lugar de solo ignorarlo. Si no sabe por dónde empezar, le recomendamos los siguientes pasos para recuperarse de la ingesta emocional:

- Lo primero que debe hacer para prevenir la ingesta por estrés es identificar sus detonadores. Para hacerlo, puede llevar un diario en donde registre los sucesos que le hacen sentir la necesidad de comer por razones que no sean fisiológicas.

- Continúe por rastrear sus comportamientos. Eso le dará una introspectiva de sus hábitos alimenticios. Al registrar su hambre o sus actitudes, incluya la intensidad y la fluctuación de su apetito. Podría establecer una escala del 1 al 10 para comparar la intensidad de distintos detonadores.

- Simultáneamente tome nota de las actividades particulares que hace mientras siente esos impulsos y distinga si son placenteras o le generan molestia.

- Describa a detalle las sensaciones físicas que experimente, así como las ideas que llegan a su mente durante una ingesta que no sea por hambre física.

- Una vez que haya identificado todo esto, comience a pensar en las maneras que pueden ayudar a relajarse que no incluya a la comida. Pueden ser actividades como escuchar música, meditar, leer un libro o hacer yoga, todas enfocadas en mejorar su estado de ánimo. Incluso puede considerar hacer cambios en su vida para darle más espacio al tiempo de descanso, en caso de que su agenda se lo permita.

- Si su problema parece demasiado difícil para

solventar por cuenta propia, solicite ayuda a
un terapeuta.

La ingesta emocional también puede deberse, como
mencionamos anteriormente, al desarrollo que tuvo en la
infancia. Por ejemplo, puede ser que sus padres usaban la
comida para calmarle o recompensarle después de una
lección en lugar de enseñarle a procesar sus emociones sin
estímulos, de esta manera aprendió a que la mejor
manera de desenvolverse ante la mayoría de las situaciones es por medio de la comida.

Otra posible razón es que recurra a la ingesta por estrés
debido a la dificultad de reconocer sus propios sentimientos. Cuando siente emociones negativas ¿piensas en remo-
verlas o eliminarlas? Si las emociones no desaparecen
como deseamos nos puede llevar a comportamientos poco
saludables. Con esta actitud violenta puede llegar a supri-
mirlas, pero saldrán a la superficie tarde o temprano.

Seguramente te estarás preguntando en cómo hacer que
esto se detenga. Para terminar con el ciclo de emociones
dañinas que le frustran, identifique sus detonadores de
estrés y encuentre la mejor manera de entenderlos así
como sobrellevarlos. Esto lo puede lograr por medio de
una lista con las influencias que más le hacen sentir estrés.
Puede comenzar por seleccionar diferentes áreas de su

vida. A continuación, le brindamos una serie de acciones que puede hacer para mejorar su proceso:

- Anote todos los síntomas de estrés que actualmente experimenta.
- Ordénelos por tipo: físico, emocional y psicológico. Puede hacer en formato de tabla.
- Posteriormente, es tiempo de redescubrir las maneras en que haya podido estar usando la comida para calmar el estrés.
- Enliste los alimentos que disfruta comer mientras se encuentra bajo estrés. Anote el tamaño de la porción de comida consumida y cómo se ha sentido antes y después de comerla.
- Intente responder lo más sinceramente la siguiente pregunta: ¿Qué es lo que espera obtener cuando come bajo la influencia del estrés?

Hacer una lista de observaciones personales es una buena forma de descubrir cómo su mente y su cuerpo se han comportado para lidiar con el estrés.

El trastorno de alimentación compulsiva y el embarazo

. . .

El *BED* puede ocasionar problemas durante el embarazo. Si sospechas que tienes un problema alimenticio y planeas quedar embarazada, tu padecimiento podría complicar la concepción. Incluso se han registrado casos en donde el embarazo puede ser uno de los factores por el cual el *BED* se comience a desarrollar.

Como hemos mencionado antes, uno de los efectos físicos de la alimentación compulsiva es el sobrepeso y la obesidad. En el cuerpo de una mujer esto puede provocar altos niveles de estrógeno. Niveles elevados de esta hormona puede interrumpir la ovulación, lo que hará complicado que una mujer se pueda embarazar.

Si se tiene sobrepeso u obesidad por causa de un desorden alimenticio como la alimentación compulsiva durante el embarazo, existe un aumento de riesgo de sufrir lo siguiente:

- Hipertensión gestacional (presión arterial alta durante el embarazo) y preeclampsia (presión arterial y problemas renales durante el embarazo). Si no se lleva un control o tratamiento adecuado para este tipo de condiciones, la vida de la madre y el bebé podrían ponerse en riesgo.
- Diabetes gestacional (diabetes que se

desencadena al inicio del embarazo). Lo que puede provocar la diabetes si no se controla es un bebé de gran tamaño. Lo que imposibilitaría un parto por vía vaginal y aumentaría el riesgo de tener que realizar una cesárea.

Si eres parte de la población femenina que es más vulnerable a desarrollar un desorden alimenticio, se ha comprobado que el embarazo podría incrementar aún ese riesgo. Gracias a un estudio, se pudo conocer que casi la mitad de las mujeres con *BED* comenzó con el hábito durante el embarazo. Se pudo determinar que el desarrollo del trastorno alimenticio compulsivo durante el embarazo puede ser ocasionar por:

- Preocupación por aumentar de peso durante el embarazo. Debido al peso aumentado durante el embarazo podría generar una sensación de descontrol en el cuerpo lo que lleva a algunas mujeres a la alimentación compulsiva.
- Aumento de estrés durante el embarazo
- Depresión y ansiedad
- Haber ingerido mucho alcohol y consumido tabaco
- Falta de apoyo social

Después del embarazo, las mujeres que han padecido

un trastorno alimenticio, la depresión postparto y el peso del embarazo pueden desencadenar un episodio de *Bingeing.* Usualmente las mujeres que han sufrido un trastorno alimenticio tienden a subir más de peso durante el embarazo a diferencia de aquellas que no.

Una de las interrogantes comunes entre mujeres que se recuperan de una trastorno alimenticio es que si pueden quedar embarazadas. Según los estudios, una vez que se haya recuperado, sus ciclos menstruales se normalizan y la probabilidad de quedar embarazada es igual al de otras mujeres.

Sin embargo, si se ha encuentra en proceso de recuperación y busca quedar embarazada, es importante que lo consulte con su médico de confianza.

Otra duda recurrente es sobre si se puede amamantar al bebé al mismo tiempo que se toma un medicamento para el tratamiento del trastorno alimenticio compulsivo. Y esto depende del medicamento, en el caso de los antidepresivos existen algunos que no pasan a la leche materna así que se puede amamantar sin problema. Es importante consultar con su médico para elegir el medicamente adecuado para esta es etapa de tu vida.

15

Alimentación consciente

LA *CONSCIENCIA* se define como un estado de alerta y presencia en el ahora. Con frecuencia, nuestros pensamientos pueden divagar, por lo que podríamos perder nuestra noción del tiempo presente. Esto sucede a causa de alguna preocupación que tengamos o las interrogantes sobre el futuro próximo sobre algo en específico. Ocupar nuestra mente de esta manera no impide poner atención en lo que estamos haciendo en su momento.

La alimentación consciente se trata de estar atentos a lo que comemos y cuándo lo hacemos. Es una práctica que se enfoca en el disfrute de la comida mientras demostramos tener el control sobre nosotros mismos. La técnica de la alimentación consciente le puede ayudar a ponerle fin a la ingesta emocional. Y no únicamente eso, sino que también por medio de ella aprenderá a sentir un placer más saludable al comer y a tomar decisiones más saludables.

Como toda habilidad, la alimentación consciente llevara tiempo para dominarse, pero cuando lo consiga, podrá notar un cambio positivo en su actitud hacia la comida.

Antes de elegir su alimento, tome un momento y reflexione acerca de lo que siente y en cómo lo está sintiendo. ¿Siente apetito? ¿Cómo está su nivel de estrés? ¿Se siente aburrido o triste? ¿Qué es lo que quiere y que es lo que necesita? Es importante que aprenda diferenciar estos dos últimos conceptos. Una vez que haya terminado la reflexión, prosiga a escoger su alimento.

Es importante que a la hora de ingerir alimento se asegure de tomar asiento. Por ejemplo, si se encuentra en trabajando o de camino en la oficina, juntar el tiempo de comida con el traslado puede ahorrarle tiempo. No es recomendable comer a prisas y sobre la marcha de otra acción. No será capaz de disfrutar todo el plato si intenta hacer varias tareas a la vez.

. . .

También puede resultar difícil mantener registro de toda la comida que se come cuando se está apresurado todo el tiempo.

Si tiene adelante suyo el televisor, su laptop o cualquier otra cosa que tenga pantalla integrada, será complicado concentrarse en la comida que tiene frente a usted. De hecho, cuando su mente está distraída, suele ser demasiado indulgente con cualquier plan alimenticio. Así que lo mejor es limitar sus distractores o elimínelos por completo si desean alimentarse conscientemente.

No coma o tome directo del recipiente. Al hacer esto es muy difícil medir las porciones que está consumiendo, por lo que podrá terminar comiendo más de lo que planeaba. Además, nunca terminara de apreciar los alimentos que come si continua con un consumo desmedido.

Las imágenes entran más rápido que las palabras. Y respecto a la comida, mientras menos veamos también nuestro apetito decrecerá. Por ello escoge platos pequeños para comer. Si, puede que incluso pidas una segunda ración, pero esta puede ser una manera más simple de cuantificar tu consumo.

. . .

Tómese un momento previo a comer para agradecer por todo el trabajo y esfuerzo que implica tener esos alimentos sobre su mesa. Sea consciente de lo afortunado que es de poder alimentarse el día de hoy. Comer tres veces al día durante toda la semana es un privilegio que muchos damos por sentado. Teniendo esto en mente tendrá una relación más positiva con la comida y con las personas a su alrededor.

Se recomienda que se mastique cada bocado al menos treinta veces antes de tragar. Puede parecer algo cansado pero debe hacer su mejor esfuerzo por masticar mínimo diez veces antes de tragar. Tome este tiempo para saborear, para sentir las texturas y las formas de los alimentos. Siempre cuide de masticar lo suficiente cada uno de los bocados antes de tragar.

Le ayudará a tener una mejor digestión y absorción de los alimentos.

No tiene la obligación de comer cada migaja de la porción que se la ha servido. Tampoco sugerimos el desperdicio de comida. Si se encuentra satisfecho sin acabar su porcion, no coma más. Escuche a su cuerpo y consuma sólo lo que le pide.

· · ·

Puede comenzar con pequeñas porciones y unas cuantas guarniciones. Comer más de lo que debe no le trae beneficio alguno, y es lo mismo que comer de manera inconsciente.

Es importante que cada comida del día sea balanceada. No debe saltarse ninguna comida, pero recuerde que no se trata de comer más veces o más cantidad de la que necesita realmente. Únicamente consuma alimentos cuando sienta apetito, en ningún otro momento. Aquí van algunos consejos que puede aprender para evitar a comer demás.

Aprenda a comer despacio. Esto no es algo novedoso, pero pocas personas lo hacen. Solemos a vivir a prisas todo el tiempo. Tomemos el tiempo para desacelerar un poco. Beba un poco de agua después de cada bocado y mastique mínimo 10 veces su comida antes de tragarla. No sólo coma por comer. Aprenda a degustar cada bocado y convierta su hora de la comida en una experiencia multisensorial. Haga que su primer mordisco cuente y permita que el sabor llene su boca.

Es tiempo de sacar ese chef gourmet que llevamos dentro. Use platos más pequeños para comer, de esta manera podrá controlar con más facilidad sus porciones.

. . .

Evite las comidas con un elevado contenido calórico y que no sacian realmente su apetito. En lugar de eso, seleccione comidas saludables, con menos calorías y mayor sensación de saciedad. Un tazón grande ensalada lo llenara mejor y por más tiempo que una bolsa de frituras. Puede que la ingesta calórica no varié mucho pero definitivamente podrá ver una diferencia en el hambre que sentirá después. El objetivo es que consuma alimentos más saludables. Recuerde comer con cualquier dispositivo electrónico apagado, pues puede despistar nuestra atención sobre lo que comemos, por ejemplo, al comer y mirar la televisión al tiempo.

16

Consejos para ayudar el manejo del bingeing

AHORA LE BRINDAMOS algunos trucos que puede practicar todos los días con la intención de prevenir cualquier relapso.

Varios estudios han comprobado que al restringirse de ciertos tipos de alimentos, sus deseos y posibilidades de caer en el *Bingeing* aumenta. La mayoría de las dietas por moda tienen, de alguna u otro forma, tienen restricciones sobre algunos alimentos.

Manténgase alejado de cualquier tipo de dieta impuesta por moda, al menos no intente nada sin antes revisarlo con un profesional de la salud especializado en el tema. Lo recomendable es enfocarse en comer en pequeñas porciones de alimentos saludables de todos los grupos alimenticios. De esta manera, podrá tener un mejor control sobre sus antojos.

Ya sé, lo hemos repetido varias veces, pero es importante no saltarse sus comidas. Al hacerlo tiende a incrementar la súbita sensación de hambre, lo que tendrá efectos variados sobre sus deseos, lo que probablemente podrá detonar un episodio de *Bingeing*.

Algunos estudios han mostrado que comer una sola comida abundante en lugar de tres o cuatro pequeñas comidas durante el día puede llevar a un incremento en los niveles de azúcar en la sangre y en las hormonas que estimulan la sensación de apetito. Estos elementos bioquímicos pueden contribuir significativamente hacia desarrollar el hábito de alimentación compulsiva.

Es por ello que no debe saltarse las comidas. Por otro lado, se ha comprobado que aquellas personas que inician el día con un desayuno balanceado tienden a reducir las hormonas que producen el apetito, lo que concluirá en una disminución de deseos incontrolables por comer.

. . .

Lo hemos mencionado en páginas anteriores, pero es importante incluirlo en las recomendaciones diarias, pues la falta de descanso se ha relacionado directamente con el *Bingeing* en muchas investigaciones científicas.

Cuando come despacio y con atención, será consciente de toda emoción, sensación, sabor y cualquier otro aspecto de la alimentación.

Aunado a eso, estará más atento de su saciedad, lo que debería ayudarle a detener una ingesta compulsiva. Una alimentación consciente puede traer un sinfín de beneficios.

Recuerde la estrategia sobre las actividades o ejercicios que puede incluir en su rutina diaria, podrían ser una caminata, salir a correr o una hora en el gimnasio. Muchos estudios han demostrado que el *BED* puede ser significativamente reducido al incrementar la actividad física. Además, el ejercicio ha probado su influencia en mejorar los ánimos y reducir el estrés, previniendo así la ingesta emocional.

Ha sido comprobado que las personas que se mantienen hidratas durante el día disminuyen la cantidad de alimentos ingeridos en comparación con aquellos que casi no beben agua. Beber agua también acelera el metabolismo, ayudando a la pérdida de peso. Mantenerse hidratado es crucial para controlar los desórdenes alimenticios.

El consumo de fibra reduce el hambre debido a que tiene una digestión más lenta y nos mantiene saciados por periodos más largos. Investigaciones científicas muestran que el incremento de ingesta de fibra puede reducir los episodios súbitos de apetito, disminuyendo la ingesta calórica e incrementando la saciedad.

El yoga es una práctica ancestral para mejorar la salud, contempla ejercicios y posturas diseñados para armonizar el cuerpo y la mente.

La práctica diaria del yoga ha demostrado en contribuir con la disminución de los deseos compulsivos y ayuda a manejar los problemas de ingesta emocional.

Ya hemos hablado sobre la importancia de llevar un registro durante su recuperación de su desorden alimenticio. Recuerde actualizar sus diarios de comida y de ánimo todos los días.

. . .

Estos registros serán sus puntos de avance hacia el éxito en su camino de esfuerzos para vencer ese desorden alimenticio que lo abruma.

Siga estas recomendaciones diarias siempre que sea posible. No se preocupe demasiado por los relapsos. Tenga en mente que esto puede ocurrir, pero cuando lo hagan, ahora tiene las herramientas para combatirla. Regrese a sus prácticas saludables cuando antes y continúe con la lucha. La victoria se relaciona más con la persistencia, el esfuerzo y la paciencia más que con esos momentos ocasionales de disciplina.

Acompañamiento para el tratamiento

Esta pequeña sección va dirigida para aquellas personas que quieran apoyar a alguien en su camino de recuperación sobre su hábito de alimentación compulsiva.

En este punto, tenemos información suficiente para saber que los trastornos alimenticios son un grave problema de salud, sus consecuencias a nivel físico, emocional y psicológico pueden terminar en situaciones lamentosas para quienes lo padecen.

· · ·

Una de las razones que el tratamiento puede fallar en su primera etapa es por el inicio tardío del mismo. Las personas que desarrollan trastornos como el *BED* durante la adolescencia (Entre los 12 y 15 años), ocultan su trastorno durante años, por lo que cuando admiten que necesitan tratamiento la conducta a eliminar este mucho más asentada y que, por lo tanto, el tratamiento sea menos eficaz.

Si sospechas que un ser querido, un compañero de clase o del trabajo está lidiando con un trastorno alimenticio como el *BED*, puedes apoyarlo en la primera etapa del tratamiento siguiendo los pasos que se detallan en los siguientes apartados.

Cómo hablar con la persona

Primero puedes ubicar una red de apoyo entre otras personas cuyo bienestar del posible afectado les importe tanto como a ti. Se recomienda poner en común nuestras dudas con el resto de las demás personas. Si las sospechas coinciden y se mantienen, lo adecuado sería acordar una plática con la persona con posible *BED*.

. . .

La persona que mantenga una relación más cercana con el paciente, será el responsable de hablarle, es importante que esta conversación no tome un tono acusatorio, no se trata de conseguir que la persona en cuestión "confiese", el objetivo de la conversación es crear un clima de confianza en donde la persona pueda expresarse libremente y sin prejuicios para tomar conciencia de lo que le sucede.

Con esta intención en mente, en la conversación se deben intentar abordar los siguientes temas relacionadas con la persona y el posible trastorno alimentario:

- Sus cambios de actitud y de ánimo.
- El cambio en sus relaciones sociales.
- Consecuencias físicas y emocionales del trastorno.
- La relación con su familia o su círculo de apoyo más cercano.
- Cómo informar a sus seres queridos sobre el asunto.

Si la conversación tuvo éxito, se puede programar otra para saber cómo continuar el apoyo. Es importante que la manera en que se apoyara a la persona venga de ella misma, que se sienta libre de expresar sus necesidades y en cómo pueden ayudarle. Todo tiene un proceso, puede que la primera conversación no salga como se esperaban porque algunos les resulta más complicado admitir su condición, cada caso es único. Sin embargo, esto no debe desanimar al grupo de apoyo, intenten conversar de nuevo en otro momento.

Si la persona en cuestión es menor de edad, lo adecuado sería convocar una reunión con los padres o tutores para abordar los siguientes temas en primera instancia:

- Los cambios de actitud y de ánimo.
- El compromiso de acompañamiento adecuado para su hijo/a.
- Los trastornos alimenticios y su etiología psíquica.

En esta primera conversación, podría resultar abrumador para los padres o tutores y el menor en cuestión. De ser posible, podría haber un mediador de la conversación como un amigo, hermano mayor o profesor de confianza. En una segunda parte de la conversación o la segunda reunión, se deberán tocar los siguientes temas en torno a las acciones por tomar:

- Los efectos negativos en la salud emocional y física del trastorno alimenticio.
- La importancia de la detección precoz y el inicio temprano del tratamiento de estos trastornos.

- Los recursos sanitarios y sociales a los que acudir en un primer momento.

Recursos para el inicio del tratamiento

Aquí haremos un breve recuento de los recursos a los que el paciente puede acudir para iniciar el tratamiento, pero hemos detallado apoyos, técnicas y estrategias a lo largo de este libro.

Para empezar, se debe ubicar al médico general o de cabecera, él es la puerta de entrada a la red de la salud pública, y será el responsable de hacer una valoración de la problemática y derivar al paciente, en caso de ser necesario, a un psicólogo o psiquiatra en el Centro de Salud Mental en su ciudad o recomendarle uno privado.

Los trastornos alimenticios no son problemas en sí de alimentación sino que se originan en el modo en que la persona se valora y se percibe a sí mismo. Es decir, estamos lidiando con un problema de salud mental. Entonces, su tratamiento debe pasar por temas a tratar como la autoestima, la ansiedad, el perfeccionismo o la impulsividad.

· · ·

Vivimos en una sociedad en donde aún se menosprecian los problemas psicológicos, consideramos que al ser un problema de naturaleza psicológica, no es tan grave. Sin embargo, la mayoría de los padecimientos psicológicos no pueden "curarse por sí solos", es necesario el acompañamiento de un psicólogo o incluso de un psiquiatra en caso de requerir medicación.

Apoyo al proceso de tratamiento

Como hemos podido ver a lo largo de este libro, el tratamiento para el *BED* o algún otro trastorno alimenticio no es corto, no ocurre de la noche a la mañana, lleva tiempo y a veces más de lo que se imaginaba. Por ello es crucial tener en cuenta que, aunque la persona afectada, gracias al tratamiento, recupere o pierda peso y presente una mejora sintomática, el tratamiento debe continuar el tiempo que estimen los profesionales que atienden a la persona.

¿En qué consiste el tratamiento?

La mayoría de las personas que padecen el *BED* se niegan, en un principio, a admitir que tienen un problema. A lo largo del tratamiento estas personas acaban por reconocer que su conducta alimentaria es en sí un problema y no una solución a otros problemas. Pero hasta ese momento, en que la persona afectada toma conciencia de la gravedad del trastorno que padece y se responsabiliza de su tratamiento. El apoyo de familiares, amigos o compañeros de trabajo cercanos durante este periodo es básico.

El objetivo del tratamiento es restaurar el peso corporal normal y los hábitos alimentarios y luego intentar resolver los problemas psicológicos que han dado lugar a la aparición del trastorno.

Como hemos visto, los cuidados de salud por parte de médicos, la terapia de conducta, la psicoterapia y la terapia con fármacos son algunos de los métodos que se utilizan para el tratamiento del trastorno. Las necesidades individuales de las distintas terapias dependen del estado clínico, médico y psicológico del paciente y varían a lo largo del proceso de la enfermedad. Con esto podemos ver que, el tratamiento de los trastornos alimenticios requiere un abordaje multidisciplinar.

Algunas consideraciones finales

. . .

A continuación, le brindaremos algunas consideraciones básicas sobre la prevención, detección y atención de los trastornos alimenticios, desde la mirada de apoyo para quien la padece.

- El *BED* es un trastorno mental grave, ante la sospecha, no deje pasar un caso por mínimo que pueda parecer.
- No piense que la curación o prevención de los trastornos alimenticios se limita a la labor familiar, parte de las manifestaciones de estos trastornos pueden ser detectadas desde su círculo de amigos, su centro de trabajo o centro escolar.
- Desde la conversación casual, se debe tocar estos temas de imagen corporal, autoestima, tallas en las tiendas de ropa, para conocer más sobre la percepción que tienen las personas a su alrededor. Es una forma de romper con el tabú sobre estos temas.
- Si te encuentras en la posición de padre o madre de familia, profesor o empleador, es importante que no refleje actitudes de rechazo ante personas con cuerpos diferentes al considerado "normal".
- No omita una respuesta ante emisiones como "gordo" o "vaca", ya que la ausencia de una respuesta genera la aceptación del comentario y la asunción del calificativo como insulto.

- Es importante que las personas puedan verlo como alguien con quien pueden contar. Muéstrese abierto a recibir información sobre sus preocupaciones. Hable con este tema con naturalidad. Sea un referente para los demás.

Conclusión

La alimentación compulsiva consiste en consumir una gran cantidad de alimento rápidamente en respuesta detonadores emocionales específicos más que a un apetito verdadero. A pesar de ello, comer en exceso no te convierte en automática en un paciente con un desorden alimenticio como el *BED;* simplemente hay ocasiones en la que uno come más de lo normal. En realidad, la manera en que se come es apenas un indicador de un problema más profundo en su interacción con la comida. Alguien que hace *bingeing* tiene un desorden físico, bioquímico y fisiológico. Una persona con *BED* se siente atraído por la comida por un impulso aparentemente incontrolable que implica cambios en el funcionamiento del cuerpo y dejará secuelas psicológicas sobre su aspecto y su noción de autocontrol.

El *bingeing* ocurre comúnmente como parte de dos desórdenes alimenticios: el *Binge Eating Disorder* (*BED*) y la bulimia nerviosa. El *BED* se caracteriza por episodios frecuentes de ingesta compulsiva.

La bulimia nerviosa comparte la misma base que el *BED*, la diferencia reside en que los pacientes de bulimia nerviosa se sienten tan disgustados después de un episodio compulsivo que se intenta purgarse provocándose el vómito para sacar todo lo que hayan digerido. Puede intentarlos de varias formas. Como imponerse castigos de actividad física maratónica, esperando quemar hasta la última caloría de lo ingerido. En algunos casos pueden llegar a utilizar diuréticos o laxantes para liberarse del exceso de alimentos consumidos. Desafortunadamente, todas estas prácticas causan más daño que beneficio.

Actualmente, muchas personas no terminan de comprender que el *bingeing* es una amenaza real, no solo físicamente sino también a nivel psicológico. Hay gente que se aventura en un gran esfuerzo por perder peso, quedándose en ese viaje por mese e incluso por años sin ver ningún resultado, mayormente gracias a una alimentación compulsiva.

Es algo bastante común encontrarnos con alguien cuya fascinación por la comida es tal que puede comer fácilmente sin tener hambre. Podríamos estar frente a un caso de *BED* e incluso la misma persona ni lo sabe.

Nos atrevemos a decir que el *Bingeing* ha sido y este siendo la causa de muchos problemas de salud así como de problemas sociales en la sociedad actual.

CPSIA information can be obtained
at www.ICGtesting.com
Printed in the USA
LVHW080749280221
679631LV00050B/617